천년의 향기
침향,
침향오일이
주목받는 이유

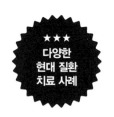
★★★
다양한
현대 질환
치료 사례

천년의 향기
침향,
침향오일이
주목받는 이유

안상원 지음

이담북스

인사말

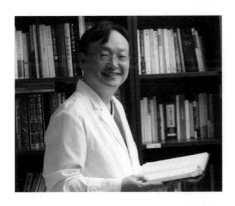

침향이라는 한약재를 처음 접한 건 1994년 한의사 면허를 받고 서울 광화문에 위치한 고려한의원 부원장 시절입니다.

그 당시 저는 20대, 원장님은 70대 오랜 임상 경력으로 한국 유명 재벌의 회장님들이 많이 진료받으시러 오시던 〈고려한의원〉에는 가장 많이 처방되었던 한약이 바로 녹용 성분을 아주 많이 가미한 탕약 처방과 침향이 들어가는 공진단 처방이었습니다.

지금 생각해 보면 그 당시 물가와 월급 수준으로는 매우 고가의 한약 처방들이었으나 이름난 재벌 회장님들과 가족분들은 본인의 건강을 위하여 아낌없이 녹용 탕약과 침향 공진단을 처방받아 복용하였던 기억이 아직도 생생합니다.

1996년 처음으로 한의원을 개원하면서 제 스스로 만들던 공진단에 들어가던 침향, 그 당시에는 막연히 공진단에 꼭 가미되는 침향과 사향은 가장 효과가 뛰어난 한약재 중 하나로만 인식하였습니다.

2007년 서울 청담동에서 개원한 〈청담인 한의원〉에서는 산후풍과 여성 질환 그리고 남성 질환을 전문적으로 진료하면서 다양한 치료기법과 한약 처방을 시도하게 되었으며 그중 남성 봉침 치료, 기치료를 특화하여 지금도 많은 산후풍, 여성 질염, 방광염, 갱년기 환자들과 남성 질환(전립선염, 전립선비대증, 조루, 발기부전, 성기능 저하) 환자들을 전문적으로 진료, 치료해 오고 있습니다.

특히 다양한 난치성 질환 치료에는 일반 한약 처방보다는 특별한 한약 처방(공진단 등)으로 치료하는 경우가 늘어나 침향이라는 한약재와 더욱 가깝게 지내게 되었고 2019년에는 침향의 나라라고 불리는 〈베트남〉에 침향 현황을 살피기 위해 방문하였습니다.

그 후로 건강식품 유명 기업 회장님의 제안으로 침향환의 처방 구성과 원료들을 연구, 개발하는 기회가 생겨 태국산 침향, 캄보디아 침향을 직수입하여 〈진침향〉이라는 건강침향환을 개발, 출시, 지금까지 인기리에 판매 중이며 현재는 서울 강남역 〈청담인 한의원〉에서 10년 넘게 침향 공진단도 처방해 오고 있습니다.

길고 긴 코로나 시대를 마치고, 2023년 베트남 침향 협회의 좋은 제안을 받고 날아온 베트남, 현재는 베트남과 한국을 오가며 진료, 침향 연구를 진행 중이며 드디어 30년 전 서울 광화문 〈고려한의원〉에서 처음 만났던 침향을, 침향의 나라 베트남에서 직접 만나고, 대규모 침향 농장도 방문하고 침향 전문 베트남 기업과 협력하면서 전 세계에서 가장 품질이 뛰어나고 효과가 좋은 베트남산 크라스나 침향 원물, 침향오일, 침향 장신구를 한국으로 수입하고, 소개하게 되었습니다.

예로부터 침향은 인연이 연결되는 사람만 접할 수 있고, 약으로 복용할 수 있다고 합니다. 개인적으로 저와 침향의 인연도 30년이 넘어가지만. 이렇게 직접 제 눈으로 침향을 보고, 침향 농장을 방문하고 침향 전문 기업과 협업을 하게 된 것도 인연이라는 생각이 듭니다.

침향의 역사는 수천 년이 되었지만, 오래전에는 예수님이나 부처님 그리고 황제들과 왕들만이 복용하고 간직하며 사용해 오던 금보다 더 귀한 한약이자 향료이면서 예물이었지만 현대에 와서는 침향나무의 재배 기술과 침향 수지의 생산기술 그리고 침향오일의 제조기법이 발전하여 지금은 예전보다는 쉽게 침향을 접하고 복용할 수 있는 시대입니다.

임상 한의사 생활 30년, 그리고 한의과대학에서 겸임교수로 강단에 서서 후학들에게 강의한 6년의 경험, 한의학 석사, 박사 취득을 위한 대학원 연구 6년의 경험을 바탕으로 좀 더 효과적인 질병 치료의 방법과 한약, 처방을 연구하고 있으며 앞으로 베트남산 크라스나 침향과 침향오일을 이용한 질병 치료 및 건강식품 개발에 노력을 다할 계획입니다.

현대의학의 눈부신 발전에도 불구하고 아직도 정복하지 못한 많은 질병과 환자들이 있습니다. 그리고 현대의학의 결과로 처방되는 양약들에는 많은 부작용이 문제로 부각하고 있는 것도 사실입니다.

침향과 침향오일은 100% 식물성 성분으로 부작용과 세포독성이 보고되지 않고 있으며,

· **심혈관 질환** : 고혈압, 동맥경화, 고지혈증, 중성지방, 협심증, 심근경
색 등
· **신경정신 질환** : 불면증, 우울증, 불안증, 공황장애, ADHD, 분노조절
장애 등
· **남성 질환** : 전립선비대증, 만성 전립선염, 성기능 저하, 조루, 발기부
전 등
· **여성질환** : 갱년기, 산후풍, 만성 질염, 방광염, 하지 부종
· **근골격계 질환** : 관절 근육통증, 하지불안증, 관절염, 류머티즘 관절염,
강직성 척추염 등
· **암 예방 및 치료** : 항암효과, 교감신경 안정, NK세포 활성화, 암 환자
삶의 질 개선
· **치매 예방 및 치료** : 뇌 세포 염증 예방 및 치료, 뇌세포 자극, 활성화,
치매 예방, 치료

등 다양한 난치성 질환 치료의 치료약이자 예방약으로 폭넓게 처방이 가
능한 100세 시대 우리에게는 보물과 같은 천년의 한약재입니다.

베트남 청정지역인 해발 1500미터 〈달랏〉과 서울 강남역 〈청담인 한의
원〉을 오가며 침향 책을 집필할 기회가 찾아와 너무나 큰 영광으로 생각하
며, 천년의 향기, 신들의 나무, 향기 중의 왕이라고 불리는 침향으로 더 많
은 질병을 예방하고, 치료할 수 있도록 앞으로도 끊임없이 연구를 진행하
도록 하겠습니다.

2024년 7월
베트남 달랏의 서재와 서울 청담인 한의원 진료실에서
한의학박사 안상원

목차

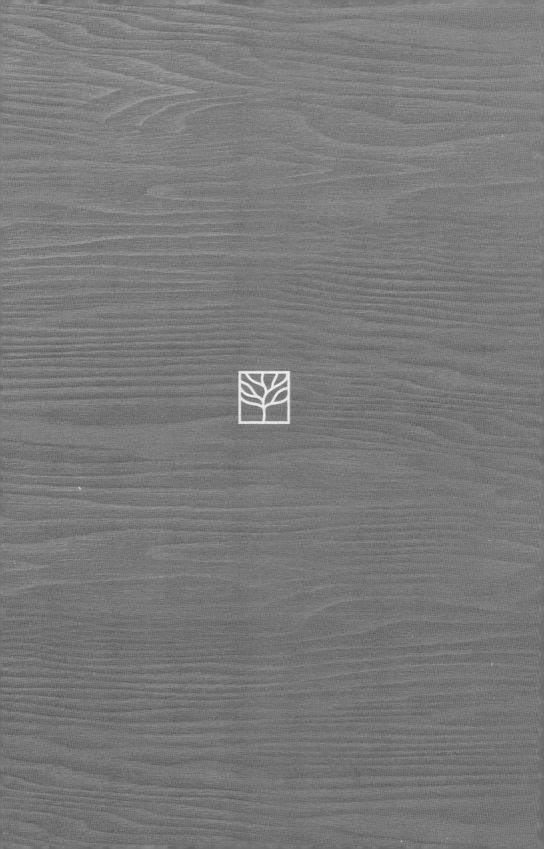

침향의 정의

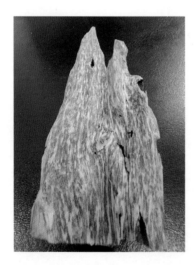

침향나무의 수지를 의미하는 단어입니다.

침향나무는 베트남, 태국, 캄보디아, 라오스 등 인도차이나반도와 인도네시아, 말레이시아 등 동남아에서 자생하고 재배하는 나무로 평균수명이 100~500년 정도입니다.

침향은 침향나무가 상처를 입었을 때 스스로를 보호하기 위하여 분비하는 침향나무의 기름(수지)을 뜻하며 자연산 침향이란 벼락을 맞은 침향나무, 동물이 상처를 낸 침향나무, 곤충이나 개미들이 상처를 내고 오랜 세월이 흐르면서 자연적으로 생성된 침향을 의미합니다.

수천 년의 역사를 통해 내려오는 역사 속 침향은 이런 자연산 침향입니다.

고대 이집트의 황제들, 성경 속 예수님의 장례에 사용했던 침향 그리고 중국과 한국 신라시대, 고려시대, 조선시대에 기록된 침향들은 전부 자연산 침향입니다.

현재는 자연산 침향은 그 가격이 수억에서 수백억을 호가하는 최고급 귀중품이자 보물로 전 세계 사람들에게 인식되면서 침향의 나라 베트남에서 조차 접하기 힘든 보물이 되었습니다.

한국을 포함하여 전 세계 부자들이 자연산 침향을 고가에 구입하는 이유는 자연산 침향을 집안에 간직하거나 몸에 장신구로 착용하면 몸과 집안의 나쁜 기운을 몰아내고, 좋은 기운을 가져다준다고 믿기 때문입니다.

현재 베트남과 인도차이나반도에서 유통되는 침향, 침향오일, 침향 장신구들은 전부 사람의 손과 세월이 입혀진 생산물입니다.

침향나무를 5년 10년 이상 재배하고 다시 침향나무에 드릴로 인위적으로 상처를 낸 후 또 5년 10년을 기다려 침향나무가 상처를 치유하기 위해 분비하는 침향나무의 기름(수지)을 얻어내는 방식을 사용하고 있으며 최근 침향의 나라 베트남에서는 좀 더 효과적인 침향 수지를 얻어내기 위하여 침향나무에 구멍을 낸 후 다양한 미생물 조합을 주입하고 기다리는 유기농 방식의 침향 재배를 시작하였습니다.

그러나 모든 침향나무에 상처를 내고, 미생물을 주입하여도 침향 수지 성분이 생성되는 것은 아니고 침향 수지가 나오는 침향나무의 비율은 7-10%에 불과합니다. 또한 침향나무를 잘라서 직접 확인하여야만 침향의 유무를 알 수 있기에 여전히 침향의 생성은 어려운 난제입니다.

이렇게 생성된 침향 수지라 하여도 사람의 손으로 일일이 침향나무를 자르고 침향 수지를 확인한 후 목질(나무) 부위를 잘라내거나 파내어 땔감이나 다른 용도로 사용하고 침향 수지 부분만 모아 침향 수지 원물이나 장신구를 제작하고 침향오일을 생산하는 데 사용하기에 인건비가 저렴한 동남아에서만 가능한 작업입니다.

또, 한 가지 자연산 침향을 얻어내는 방법은 바로 곤충과 개미를 이용하는 방법입니다.

일명 개미 침향이라는 자연산 침향은 침향나무에 자생하는 침향나무 벌레들이 침향나무에 구멍을 뚫으면 그 주위로 수많은 개미가 몰려들어 침향나무를 갉아 먹기 시작하며 오랜 세월이 흐르면서 자연산 침향 수지가 생성됩니다.

의료인들이나 일반인들이 수억~ 수백억 하는 최고급 자연산 침향을 약으로 처방하거나 복용하기는 거의 불가능하기에, 자연산 침향을 접할 수 있는 유일한 방법은 바로 개미 침향입니다.

제가 현재 연구를 진행 중인 베트남 현지에서도 개미 침향은 유통되는 침향 등급 중 가장 우수한 등급이며 고가입니다.

개미 침향은 제가 직접 베트남 대규모 침향 농장에 방문하여 눈으로, 입으로 확인한 침향 수지 중에서는 가장 품질과 효과가 뛰어난 자연산 침향이라는 결론에는 의심의 여지가 없습니다.

오래전부터 사향의 가격이 급등하고, 자연산 사향을 구하기가 어려워 점

점 가짜 사향들이 많이 유통되어왔던 것과 비슷하게 침향 역시 자연산 침향은 금보다 더 비싸고, 찾는 부자들은 많지만, 수요는 딸리는 문제로 인하여 정교한 가짜 침향들이 많이 유통되고 있으며, 특히 인도네시아산 침향은 오리지널 침향도 아니면서 침향이라는 이름으로 현재 한국에서도 매우 저가에 유통되고 식용으로도 사용되는 문제점들이 있습니다.

침향의 역사가 수천 년 이상이며, 동서양을 막론하고 다양한 침향 스토리가 존재하며, 침향으로 다양한 난치성 질환 치료 및 예방에 도전하고 있지만 정확한 팩트는 오리지널 침향은 베트남(또는 인도차이나반도)산 크라스나 침향만이 정식 침향으로 인정받고 있다는 사실입니다.

· 수천 년의 역사 속에서의 침향

· 불교, 기독교, 천주교, 이슬람 종교 속의 침향

· 전 세계인들이 침향을 사랑하고 구입하는 이유

· 침향을 이용한 질병 예방 및 치료

· 기를 잘 소통하게 해주는 효과

· 심장과 신장의 질병 예방 및 치료 효과

· 양기를 보강하고, 남성 자양 강장, 전립선, 정력 개선 효과

· 중풍(뇌경색, 뇌출혈) 예방 및 마비 후유증 치료 효과

· 심신 안정, 불면증, 우울증, 불안증, ADHD, 분노조절장애 등 신경정신 질환 예방, 치료 효과

· 혈관성 치매, 알츠하이머 치매, 파킨슨병 예방 및 치료 효과

· 고지혈증, 고혈압, 당뇨 등 심혈관 질환 예방 및 치료 효과

· 여성 갱년기, 산후풍 생리불순, 생리통, 만성 질염, 방광염 등 염증성

질환 예방, 치료

· 항암효과 및 암 치료 효과

· 만성 호흡기 질환, 천식, 만성폐쇄성폐질환 등 치료 효과

  등 다양하고 난치성 질병들의 예방 및 치료에 효과적인 한약으로서의 침향 그리고 자연산 침향을 이용하여 만든 침향 장신구들과 앞으로 침향을 연구하여 출시될 여러 가지 건강식품이나 제품들에 대한 자세한 정보를 이 책에 담아 전해드리고 싶습니다.

침향, 천년의 향기(역사)

침향을 흔히 천년의 향기라고 합니다.

이 의미는 자연산 침향은 천년의 오랜 기간 동안 만들어지기도 하며 아주 품질 좋은 자연산 침향은 그 은은한 특유의 향기가 천년이 지속되기도 한다는 뜻입니다.

침향의 향기를 글로 표현하기는 매우 어렵습니다.

달콤한 향기, 깊은 향기, 은은한 향기, 신비한 향기, 박하향 같은 시원하고 청량한 향기 그리고 신들의 향기 등등…

또한 침향이라는 한약재만큼 역사가 오래된 한약은 수만 개의 한약재 중에 유일합니다.

기원전 1400년경의 인도 산스크리트 베다의 책과 고대 이집트의 의서 그리고 구약성서, 신약성서, 불교 경전에 침향의 기록이 전해져 내려오는 것으로 미루어 보아 침향의 역사는 3000년 이상이라고 생각됩니다.

이렇게 오랜 침향의 역사는 향기와 관련됩니다.

자연에서 얻은 천연물로 오일과 향수를 만들어 사용한 역사는 오래되었으며, 이러한 오일 중 침향, 침향오일은 파라오 시대에 왕들의 시신을 방부처리할 때도, 2000년 전 예수님 시신의 장례 의식에서도 사용된 기록들이 전해져 내려옵니다.

또한 불교에서는 침향을 삼계와 통하는 영물로 귀하게 여겨 부처님의 복장 예물로도 사용해 오고 있습니다.

그리고 향기요법, 아로마 테라피, 한의학의 역사와도 관통합니다.

향기를 이용하여 다양한 질병의 예방과 치료에 사용한 치료법에 대한 기록들도 전해져 내려오는데 현대의학에서도 대체의학의 일부로 현재까지도 여러 질병의 예방과 치료에 응용되고 있으며 전 세계적으로 많은 연구 논문이 발표되고 있습니다.

특히 자연산 침향의 향기는 현대 과학으로도 아직 정확한 성분과 효과를 증명해 내지 못하고 있으나 다양한 향기의 조합과 오랜 기간 지속되는 은은한 침향의 향기는 수천 년의 역사와 불교, 기독교, 천주교, 이슬람 종교를 막론하고 그 향기가 전해져 내려오고 있습니다.

침향으로 만든 염주를 이용하여 불공을 드리거나 향불을 태우거나, 침향으로 만든 묵주를 이용하여 묵주 기도를 드리거나, 침향오일을 몸에 바르는 이슬람 종교의 의식 안에는 무언가 분명한 종교 + 의학적 효능이 존재합니다.

전 세계에서 가장 유명하고 오래된 향수인 프랑스 샤넬 N5의 핵심 원료이면서 최고급 향수에 반드시 들어가는 침향오일은 심신 안정 효과뿐만 아니라 이성을 유혹하는 효과로 성경에서도 기록이 전해지고 있으니, 천년의 향기라는 침향의 향기에 대한 역사적 사실과 스토리 그리고 효능과 효과는 이미 전 세계인들의 마음속에 남아 있습니다.

특히 유럽의 여러 나라 중 프랑스의 경우 왕이나 귀족들이 잘 씻지를 않고 목욕을 죄악시까지 한 문화로 인하여 몸에서 나는 악취를 제거하기 위한 수단으로 향수를 즐겨 뿌렸는데, 자신들이 식민지로 만든 베트남에서 침향과 침향오일을 접한 후 침향오일로 만든 향수가 최고급 향수로 인기를 끌었으며 이런 배경으로 탄생한 전 세계 최고의 향수가 바로 샤넬 N5입니다.

최근에는 이러한 침향, 침향오일의 향기를 이용한 난치성 질환 치료 이외에도 다양한 최고급 제품들(벤츠 마이바흐, 아로마 오일, 침향 장신구 등)에 침향의 향기를 이용한 성분들을 추가하고 있습니다.

침향은 방향성 식품 원료, 향수, 향, 종교용, 의약용 원료로 전 세계적으로 수요가 매우 높습니다. 대부분의 침향은 개별적으로 거래되는 단단한 나무 조각, 나무 칩, 플레이크, 분말 및 침향오일을 포함하여 다양한 형태의 상품으로 거래됩니다.

품질에 따라 침향의 국제 가격은 목재 자체의 경우 kg당 2,000~10,000달러, 우드 칩의 경우 kg당 6,000달러 정도입니다.

또한 침향오일의 경우 침향나무가 희귀하고 소량의 순수 에센셜 오일을 생산하는 데 필요한 많은 양의 침향 목재로 인해 매우 가치가 높습니다. 침향오일은 단연 세계에서 가장 귀중한 에센셜 오일 중 하나로, 그 가치는 kg 당 30,000달러, 리터당 최대 80,000달러에 달하는 것으로 보고되며 연간 침향의 세계 무역은 기록되지 않고 설명되지 않은 많은 거래를 제외하고도 10조 원에 이를 것으로 추산됩니다.

이는 전 세계에서 인종과 나라, 종교를 막론하고 얼마나 많은 사람들이 침향, 침향나무, 침향오일, 침향 장신구에 관한 관심과 사랑이 지대한지 알려주는 한 가지 사실이라고 말할 수 있습니다.

개인적으로는 저 역시 현재 베트남산 자연산 침향인 개미 침향으로 만든 팔찌를 착용 중이며 자연산 개미 침향에서 나오는 은은한 침향의 향기를 매일 느끼면서 생활하고 있습니다.

신들의 나무, 천년의 향기를 직접 매일 스스로 체험하는 경험 역시 침향의 역사와 의료적 효과를 느끼는 좋은 경험입니다.

신들의 나무

침향이라는 나무, 한약재처럼 전 세계 종교와 연결되고 수천 년 전의 역사와 관련이 깊은 식물은 침향이 유일할 것입니다.

이는 다양한 종교의 특성상 향기와 종교 지도자들의 사후 장례 예식 그리고 기도와 불공을 드리는 종교 행위와 밀접한 관련이 있습니다.

침향은 동서양을 막론하고 영혼을 정화하고 심신을 안정시키며 정신을 맑게 하고 집중을 도와주는 효과로 인하여 불교, 기독교, 가톨릭, 유교, 이슬람교, 도교 등의 종교에서 신성시되고 예수님과 부처님에 대한 믿음과 신앙의 상징이었으며 기도와 불공을 드릴 때 함께해오는 신앙의 상징으로 전해져 내려옵니다.

고대 기록을 살펴보면 침향은 일찍이 기원전 1400년에 인도 산스크리트어 문헌에서 향기로운 제품으로 묘사되었으며, 기원전 65년에 Dioscorides는 침향의 여러 가지 의학적 용도를 자세히 설명했습니다. 인간이 유도한 침향 형성에 대한 지식은 이미 서기 300년에 중국에서 기록되었으며, 나무를 자르면 수지 발달로 인해 손상 후 1년 이내에 내부 조직의 색이 변하는 것으로 알려졌습니다.

향기로운 식물의 영적 중요성은 고대 문헌에서 강조되었으며 "생명의 정신"(Prâna)으로 언급되었으며, 하늘과의 영적 연결을 위한 향기로운 연기로 사용되었고 신성한 예배 중 제물로 사용되었습니다. 향수의 세속적 사용 또한 눈에 띄었는데, 황제와 왕실의 향수로 사용되었고 귀족 계급의 집에서 향기를 맡는 데 사용되었으며, 자연 치유 물질로 간주하였습니다.

불교에서는 최고의 공양품으로 전해져 내려오며, 기독교와 가톨릭에서는 하느님이 직접 창조하신 나무이며(민수기 24:6), 신약전서에서는 예수님이 십자가에 못 박혀 돌아가신 후 장례 예식에서 사용된 기록이 남아 있으며, 유교와 도교에서는 정신을 맑게 하고 심신을 안정시키는 최고의 예물이며, 이슬람교에서는 선지자 무함마드가 침향을 권장하고 염증 및 통증 치료에 7가지 침향을 이용한 치료법이 기록되어 있으며 침향을 몸에 지니고 메카 성지 순례를 하며, 침향오일을 몸에 바르는 전통이 이어져 내려옵니다.

이는 고대 이집트 파라오 시대에 왕이나 귀족들이 사망 후 시신 처리에 침향이 사용된 이래로, 서양의 최고 권력자와 지도자들의 장례 절차 시 침향과 침향오일이 방부처리와 장례 의식에 사용되어 오고 있으며, 고대 중국에서 왕들의 의복에 침향 연기를 이용하여 향기를 나게 하였던 의식과 16세기 일본에서 사무라이들이 전쟁터에 나갈 때 갑옷에 침향의 향기를 이용하여 사기를 높였던 기록들과 일맥상통합니다.

21세기에 종교란, 과거의 유물로 생각되기도 하지만 침향처럼 전 세계 중요 종교들의 역사와 함께 내려오는 유물은 없기에 우리는 침향의 종교적 관점과 더불어 의미와 효능, 효과를 다시 한번 생각해 볼 필요는 충분히 있다고 생각됩니다.

침향, 침향오일은 영적, 세속적 용도 모두에서 사용되어 온 오랜 전통을 따르며 성스러움, 고급스러움, 친밀함, 자기희생의 대명사였습니다. 침향의 사용 기록은 적어도 기원전 1400년경으로 거슬러 올라가며 많은 주요 종교 문헌(마하바라타, 성서, 자타카 및 여러 하디스), 논문, 시, 약전, 식물도감 및 상업 문헌의 참고 자료를 포함하여 인류 역사 전반에 걸쳐 계속되었습니다.

· 고대 힌두 서사시인 마하바라타(The Mahābhārata)에서 침향은 환영 제물로 언급되었으며 사치품 및 지위 상징으로도 눈에 띄는 위치를 차지했습니다.

· 성경에서 침향의 영적 의미는 예수 그리스도께서 십자가에 못 박히신 후 기름을 부을 때 몰약과 함께 사용되었을 때 입증되었습니다.

· 불교에서 침향의 영적 중요성은 여래(부처님)의 화장에서 다른 향기로운 제품과 함께 사용되었을 때 입증되었습니다.

침향은 또한 친밀감과 유혹을 위한 향기로운 제품으로 성경에서 세 번 인용되었으며, 이슬람 문헌에서 침향은 향을 피우는 의식, 영적 정화 및 천국에서의 보상 중 하나로 사용되는 눈에 띄는 향기였고, 장뇌와 섞인 침향은 예언자 무함마드가 선호한 향이었습니다.

많은 저명한 종교 문헌에서 침향을 인용하는 것은 침향이 영성을 지원하는 중요한 식물, 향료로서의 명성을 확인해 줍니다.

제 개인적으로는 어릴 적 할머님을 따라다녔던 불교 사찰들, 청소년기에 부모님과 함께 다녔던 성당들 그리고 성인이 되면서 다양한 종교, 종교인들과의 만남을 통해 얻은 종교적 지식과 체험들이 이제 침향이라는 한약재를 통해 연결되는 느낌입니다.

이러한 경험을 토대로 연로하신 어르신들에게 베트남산 자연산 침향인 개미 침향으로 만들어진 108 염주, 십자가 묵주 그리고 남녀 공용 침향 팔찌 등을 권해 드리며 인생의 마지막 순간까지 신들의 나무에서 나는 오묘한 향기와 효과를 체험하시고 하늘나라, 천상으로 가실 때에도 천년의 향기와 함께 하시길 추천해 드립니다.

이미 천주교 신자인 저, 안사람 그리고 부모님과 장모님은 베트남산 자연산 침향인 개미 침향으로 제작된 십자가 묵주를 착용하고 기도할 때마다 사용 중이며 제 주위의 어르신들과 존경하는 분들에게 선물로도 드리고 있습니다.

모든 분이 종교가 다르거나 무교일 수는 있지만 침향을 접하고, 침향오일을 복용하고, 침향의 향기를 느끼면서 얻는 심신의 안정과 행복감 그리고 다양한 질병의 예방과 치료 효과는 종교를 초월하는 힘이 있습니다.

당신이 종교적인 기도와 불공을 드릴 때, 각종 종교 행사에 참석하실 때, 심신이 지쳐 신들에게 의지하고 싶을 때, 각종 질병으로 투병 생활을 하고 있으시다면 지금 당장 서울 강남역에 위치한 제가 진료하는 〈청담인 한의원 : 02-3448-2075〉로 전화를 주시어 자연산 침향 장신구, 베트남산 100% 침향오일, 침향이 포함된 한약 처방에 대해 상의하시길 바랍니다.

기독교(성경), 천주교

성경은 인류가 가장 많이 읽은 책으로 종교의 유무를 떠나서 전 세계 베스트셀러입니다.

그런데 이 성경 속에 침향, 침향오일이 기록되어 있다는 사실은 대부분 잘 모르시죠?

하느님이 창조한 나무가 침향나무이며, 예수님의 부활에 중요한 역할을 했던 것도 침향오일입니다.

그럼, 구약성경과 신약성경에 기록된 침향을 살펴볼까요?

참고로 영문 성경본에 'aloe'라는 단어가 바로 침향(agarwood)입니다.

· 잠언 7장

침대는 요를 펴고 이집트산 화려한 천을 깔아 놓았고 자리에는 몰약, 침향, 육계향을 뿌렸다.

· 아가서 4장

계피와 유향, 몰약과 침향은 모든 귀한 향품입니다.

· 민수기 24장

야훼께서 손수 심으신 침향나무와 같고 물가에서 자라는 백향목과 같다.

· 요한복음 19장

빌라도의 허락을 받고 요셉은 가서 예수님의 시신을 내렸다.

니고데모는 몰약과 침향 100근을 가져와 예수님의 시신을 닦는 데 사용하였다.

· 시편 45장

몰약과 침향과 육계 향기로 당신의 옷이 향내를 피우고 상아궁에서 들리는 음악 소리도 즐겁다.

침향은 몰약, 육계와 더불어 왕과 귀족들의 최고 향료와 향수로 사용되었다고 기록되어 있습니다.

성경에 나온 기록을 살펴보면 침향나무는 하느님이 직접 창조한 나무이며, 다양한 의식에 아주 귀한 향기, 향료로 사용되어 내려오며, 예수님이 십자가에 못 박혀 돌아가신 후 장례 절차에도 침향을 사용한 기록이 전해집니다. 약 2000년 전 이스라엘의 백성들이 하느님의 아들이라고 믿었던 예수님이 돌아가신 후 장례 절차에서 예수님의 시신을 침향오일로 깨끗하게 닦는 데 사용했다는 성서의 기록은 그 당시 침향과 침향오일이 최고의 의학적, 신앙적, 사회적인 가치를 가지고 있는 매우 귀한 향료로 이미 인정받고 있다는 사실을 입증해 주는 귀중한 자료입니다.

천주교와 기독교 신앙인들은 예수님의 부활을 믿고 있지만, 일부 과학자들은 십자가에 못 박힌 예수님의 몸 상태가 매우 좋지 않은 상황에서 침향오일을 몸의 상처 부위에 발라 3일 만에 회복되신 것은 아닌가 하는 과학적 견해를 피력하는 의견도 있습니다.

이는 침향오일의 효능 중 항염증, 항균, 항바이러스, 혈액순환 개선으로 상처치유 효과 그리고 기력을 증진시키는 효과 등이 현대과학에서 증명된 사실에 근거한 의견들입니다.

예수님의 부활이든, 회복이든 침향은 성경 속의 중요한 대목마다 기록되어 있어 그 역사성과 과학적 효능과 효과 그리고 수천 년 전부터 로마, 이스라엘 등에서도 매우 귀한 향료와 향수, 치료제 역할을 해왔던 것으로 사료됩니다.

이러한 역사와 전통은 현대에 와서 신부님, 수녀님, 목사님 등 가톨릭과 기독교 종교인들이 침향으로 만들어진 십자가 묵주를 착용하며 기도를 드리고, 목사님과 신자들은 침향으로 만든 십자가를 몸에 지니고, 예배와 미사 진행 시 침향으로 향을 피워 정신을 집중케 하고 마음을 평화롭게 하는 데 도움을 주고 있습니다.

하느님이 창조하는 침향나무, 예수님의 죽음과 부활에 중요한 역할을 하였던 침향오일은 수천 년이 흐른 지금도 전 세계 많은 가톨릭, 기독교 종교인과 신자들이 침향으로 만든 십자가와 침향오일을 간직하고 복용하며 향기를 느끼면서 하느님, 예수님과 함께한다는 믿음의 상징이 되었습니다.

불교

불교에서는 침향의 향기를 천상의 향기라 하여 귀하게 여긴다?

세계 3대 향기라 불리는 침향, 사향, 용뇌향 중 유일하게 식물성 향기가 바로 침향입니다. 이러한 이유로 침향은 특히 불교에서 매우 중요한 향기로 귀중하게 내려오고 있으며 향불이 타는 현상을 본인의 몸을 태워서 사방에 불빛을 밝히는 개념으로 존중되며 열반의 향기로 칭송되고 있습니다.

침향에 대한 불교 경전의 문구들과 행위는 상당히 많이 전해져 내려오는데요, 3계를 통하는 열반의 향기라고 하며, 불교의 중요한 행사 시에는 최고의 복장 공양물로 침향을 사용합니다.

또한 높은 스님들은 자연산 침향으로 만든 염주, 단주를 사용하여 불공을 드리는데 번뇌를 소멸한다는 의미가 있으며 좋은 자연산 침향 염주를 이용한 불공은 심신이 피로하지 않고 정신이 맑아지고 집중력이 향상되는 효과가 있습니다.

불교에서는 108가지 번뇌를 상징하는 염주를 만들어 불공을 드리는데, 최고의 염주로 상징되는 것이 바로 좋은 침향으로 만든 염주이며, 자연산 침향 염주는 그 가치를 인정받고 있습니다. 그리고 예로부터 높은 경지의 스님들은 자연산 침향 염주를 가지고 다니시면서 중한 환자를 만나는 경우 자연산 침향 염주를 조각내어 환자에게 복용하게 하여 응급상황에서 도움을 주었습니다.

· 〈법화경〉
침향을 천상 세계 최상의 향기로 지칭

· 〈능엄경〉
나무도 공기도 아니고 연기도 불도 아닌 것이 멀리 떨어지면 향기가 묻어나지 않고 가까이 끌려오려고도 않다가 침향의 향기를 맡으니, 마음의 잡념이 사라지고 쉽게 깨달음을 얻게 되었다. 아둔한 수도자가 다양한 방법으로 부처님의 가르침을 따라서 수행하였으나 깨달음을 얻지 못하였는데 우연히 침향을 태우는 향기를 맡으면서 깨달음을 얻었다. 그 후에 부처님께서는 향엄동자라는 법명을 지어주셨다고 합니다.

· 〈수능엄경〉
침향의 향기와 향연의 무상함을 보고 견성을 얻었다.

· 〈대방광불화엄경〉
백만억 침향의 향기가 온 우주에 충만하다.

· 〈욕불공덕경〉

침향, 백단향, 자단향, 용뇌향으로 향수를 만들다.

· 〈중아함경〉 중국 동진 시대

여러 향기 중에 오로지 침향이 제일이다.

불교와 관련된 문헌들을 살펴보면 오래전 이미 침향은 다른 귀중한 물품과 결합하여 존경의 표시로 사용되었으며 이미 귀중한 향기 제품으로 인정받았습니다.

또한 부처님이 열반에 드신 후 시신을 화장할 때 침향을 사용했다는 기록을 살펴보면 예수님이 십자가에 못 박혀 돌아가신 후 장례에 시신을 처리할 때 침향오일을 사용했다는 성서의 기록과 일맥상통합니다.

그리고 침향이 서기 486년 미륵불의 청동 조각품의 내부 구멍에서 발견된 여러 의식 매장물(진주, 청금석, 수정, 실크, 자단을 포함한 4가지 향기로운 나무 등) 중 하나였다고 보고합니다. 이는 침향이 불교 전통의 필수적인 부분임이 분명합니다.

1966년 불국사 석가탑에서 침향 조각이 발견된 사실은 통일신라 시대 불교에서도 이미 침향을 귀한 공양물로 여겼다는 사실을 증명합니다.

불교 예식에서는 반드시 향불을 피우는데 여러 향불 중 침향의 향불은 최고의 향기로 전해져 내려오며 참고로 인도네시아산 침향의 향불은 연기에서 메케한 나무 타는 냄새만 나지만, 베트남산 크라스나 품종의 침향에 불을 피우면 침향 수지가 타면서 박하향의 시원하고 아름다운 향기가 발산되어 불공을 드릴 때 정신이 집중되고 몸과 마음이 안정되며 피로가 훨씬 덜 합니다. 이러한 이유로 한국의 높은 스님들과 불심이 깊은 신자들은 베트남산 자연산 침향으로 만들어진 염주, 단주를 간직하고 있으며 기회가 될 때마다 염주를 돌리며 불공을 드리고 있습니다.

불교의 공양 문화 중 육법 공양의 으뜸은 향 공양인데 그 의미는 해탈, 희생, 화합의 뜻이 담겨 있습니다. 이는 금강경에 나오는 무주상보시와 깊은 연관이 있으며, "무주상보시"란 내가 누구에게 무엇을 줄 때 아무런 대가 없이 베푸는 보시야말로 참 공덕이라는 뜻이며, 아무 바람 없이 베푸는 마음으로 침향 공양은 다른 이를 돕는 불교의 상징적인 공양품이기에 오랜 세월 동안 부처님과 스님들에게 올리는 최고의 공양물로 전해져 내려옵니다.

참고로 제가 개인적으로 친분이 있는 서울의 큰스님 한 분은 베트남산 크라스나 품종 자연산 침향인 개미 침향으로 만든 염주와 단주를 20개 부탁하시어 제가 직접 베트남 침향 농장을 방문하여 침향을 선택하고, 주문 제작하여 한국으로 가져다드린 적도 있습니다.

만약 당신이 불교 신자라면 그리고 불공을 드릴 때 사용하거나 항상 간직하고 싶은 베트남산 크라스나 품종의 자연산 침향, 개미 침향으로 제작된 단주, 108 염주를 구입 또는 선물하고 싶으시다면 서울 강남역 〈청담인 한의원 : 02 3448 2075〉로 전화 주시고 상담하세요.

존경하는 스님에게, 불교에 대한 신심이 깊은 부모님에게, 존경하는 분들에게 드리는 최고의 선물이 될 것이며 서울 강남역에 위치한 〈청담인 한의

원)에 직접 내원하시어 자연산 침향 염주, 단주를 눈으로 확인하신 후 구입

하실 수도 있습니다.

유교와 도교 침향

유교와 도교는 중국에서 시작되어 한국, 일본 등 동북아시아에 많은 영향을 주고 있는 종교이자 철학입니다.

중국에서 침향이 처음으로 사용된 시기는 서기 1세기경으로 불교, 인도 문화의 직접적인 영향으로 간주됩니다. 중국 고대 한의학 서적들에서는 침향을 이용한 다양한 질병의 예방과 치료에 대한 효과와 처방들이 기록되어 있으며 중국 고대 황제들과 귀족들, 지배 엘리트들은 침향을 한약, 향신료, 장신구, 매우 귀중한 사치품으로 여겼습니다.

도교에서는 특히 호흡과 참선을 중시하는데 이런 행위와 수련 시에 빠지지 않는 도구가 바로 향, 향기입니다.

침향에 불을 피워 발생하는 향기를 바라보면서 정신을 집중하여 심신일체의 경지에 도달하려는 노력과 단전호흡을 하면서 들이마시는 침향의 향기를 단전에 모아 질병을 예방하고 치료하며 불로장생을 꿈꾸었던 도교 수

련인들의 노력, 그리고 침향을 귀한 한약으로 복용하여 기혈의 순환을 돕고 몸에 에너지를 축적하는 비법으로 사용, 전해져 내려옵니다.

또한 유교에서는 제례 의식에서 반드시 향을 사용해 오고 있으며 그중에서도 침향에 향불을 피우는 제례 의식은 그 품격을 높이는 행위로 여겨집니다. 그리고 공부와 생활 중에도 침향의 향불을 사용하여 성찰과 깨달음의 도구로 전해져 내려옵니다.

이러한 역사와 전통으로 인하여 중국에서는 삼국지 시대에 관우와 장비의 장례에 침향을 사용한 기록이 남아 있으며, 각종 국가 행사와 유교, 도교 행사 시에 늘 침향이 함께해 왔던 것입니다.

또한 한국 조선시대에 기록된 조선왕조실록에는 왕이나 왕자 등이 참석하는 국가 제례 의식에서만 침향을 향불로 사용했다고 기록되어 있으니 그당시 침향의 유교적 가치는 가히 말로 표현하기 힘들 정도입니다.

특히 향과 관련되어 침향을 많이 사용해 오던 유교와 도교 문화 덕분에 현재는 침향의 향기에 관한 연구도 많이 발표되었습니다.

· 직접 향기를 맡는 경우
- 베트남 계열 침향 : 담담하고 은은한 향기
- 인도네시아 계열 침향 : 약간 진한 향기, 메케한 나무 타는 향기
- 가짜 침향 : 역겨운 향기, 강하고 진한 향기, 인공적으로 향료 주입 결과

· **침향을 태워서 향기를 느끼는 경우**

- 침향 수지가 타면서 시원한 향기, 달콤한 향기, 꽃향기 등이 느껴집니다.

- 가짜 침향의 경우 침향 수지가 끓지 않으며, 나쁜 향기(진한 향수, 화학약품 등 역한 향기)

· **자연산 침향 = 개미 침향의 경우**

- 손목에 착용하거나 몸에 지니면서 침향이 체온의 영향을 받으면 은은한 침향 본래의 향기가 발산됩니다. 오랜 세월이 흘러도 침향 본연의 향기가 없어지지 않는 특징이 있습니다.

유교와 도교의 영향으로 현재도 한국이나 중국 일본에서는 스스로의 몸과 마음을 수련할 때 침향의 향기를 이용하며, 특히 돌아가신 선조들을 위한 제사에서도 향불을 피울 때 침향을 사용하고 있습니다.

저 역시 개인적으로 저의 집안이 유교와 천주교를 믿고 있기에 1년에 여러 번 제사를 지내고 있는데 제사 때마다 침향을 향불로 사용하여 돌아가신 선조들을 기리며 기억하고 있습니다. 여러분들 중에 베트남산 자연산 침향인 개미 침향을 구입하여 수련이나 제례 의식에 사용하고 싶은 분들은 서울 강남역 〈청담인 한의원 : 02 3448 2075〉로 전화 주시면 최고급 자연산 침향을 구입하실 수 있습니다.

이슬람, 힌두교

현재 1년에 전 세계 침향의 유통 금액은 10조 원에 달한다는 연구 결과가 있습니다.

그만큼 전 세계인들에게 침향은 그 역사와 가치 그리고 다양한 용도로 사용되고 있는 최고의 한약재, 향수의 원료, 향료와 장신구입니다.

특히 이슬람 문화에서는 침향은 종교의식이자 생활의 일부분입니다.

침향은 알라의 메신저로 많은 경이로운 것 중에서 침향이 향로에 사용되는 천국을 묘사하는 내용이 인용되었으며, 침향을 의학적 치료법으로 사용하는 것을 선지자 무함마드가 권장하여 각종 염증성 질환 및 통증성 질환의 치료와 예방에 처방하였습니다.

선지자 무함마드는 남성과 여성에게 향수 사용에 관해 조언하였는데, 남성은 모스크에서 금요일 설교를 위해 목욕하고 침향오일 향수를 써야 하며, 여성들은 집에서 침향오일 향수를 사용할 수 있지만 모스크에서는 사용할 수 없다고 지침을 만들었습니다. 이러한 이슬람 종교의 오래된 지침은 현재까지도 많은 중동 국가에서 가장 등급이 높고 가격이 고가인 침향 오일을 베트남 등지에서 수입하여 사용해 오고 있는 현재 상황과 연결됩니다. 특히 남성과 여성은 성적 친밀감을 느끼는 동안 자신에게 향수를 줄 수 있다는 지침과 선지자 무함마드는 침향 향이나 침향과 장뇌의 조합을 선호한 것으로 알려져 있습니다.

모스크에서 향을 피우는 일은 제2대 칼리프인 우마르에 의해 행해졌고, 이로 인해 그 행위는 일반화되었습니다. 침향 단독이거나 장뇌와 결합한 것으로 추정됩니다.

이러한 종교적인 이유로 중동의 이슬람 종교인들은 남자들끼리는 침향에 불을 피워 침향의 향기를 돌려가며 흡입하는 행위가 마치 다른 나라 남자들이 모여서 술잔을 돌리는 문화와 유사하며, 집 밖으로 외출 시에는 반드시 침향오일이나 침향오일을 이용해 만든 향수를 몸에 바르거나 뿌리고 외출하는 생활 습관이 있습니다.

이슬람 국가들의 남자들은 술을 마시지 않는 관계로 귀한 손님들이 집으로 방문하거나, 귀족 계급의 남자들이 한자리에 모이면 둥글게 앉아 침향에 불을 피우고 돌려가면서 향을 체험하는 풍습이 있으며 이는 침향의 기운을 몸안으로 받아들이는 행위인 것입니다.

아마도 중동의 문화가 한 남자가 여러 명의 부인을 얻을 수 있어 남성들의 성기능 개선이나 정력 강화에 필요한 에너지를, 침향을 통해 얻으려는 노력의 방편으로도 볼 수 있습니다.

이슬람 문화권 중동지방의 한 왕족은 수십 년째 좋은 침향을 구하러 매년 베트남을 방문하는데 그 왕족은 침향으로 만들고 장식한 침향 침대에서 오랫동안 잠을 자 오고 있습니다. 그 이유는 잠을 자는 동안 침향의 기운을 온몸으로 흡수하기 위함이며 현재 나이가 80이 넘었는데 자식이 18명이나 된다고 하고 70세에 막내를 보았다고 하며 현재도 침향으로 만든 침대에서 자고 일어나면 몸이 개운하고 기분이 상쾌하여 하루가 즐겁다고 전하니 이런 케이스들이 바로 중동의 남성들이나 여성들이 침향과 침향오일을 고가에 구입하여 사용할 수밖에 없는 경험담이 되는 것 같습니다.

특히 중동의 왕족들이나 귀족들은 자연산 침향, 개미 침향으로 만든 침향오일 한 병을 500만 원 이상의 고가에 구입하여 몸에 바르고 생활을 하니 이슬람 문화권에 방문 시 몸에서 좋은 침향의 향기가 난다면 왕족이거나 귀족이라고 판단해도 무방합니다.

또한 중동과 인도네시아, 말레이시아 등 이슬람 문화권에서 침향과 침향오일에 대한 연구 논문들이 많이 발표되고 있으며 침향에 관한 연구는 가히 세계 최고 수준이라고 말할 수 있습니다.

현재까지 침향은 이슬람 종교와 아랍 세계에서 가장 존중받는 향신료, 방향제, 향수, 약물로 인정받고 있으며 아라비안나이트의 많은 이야기들 안에도 침향과 침향오일에 대한 기록들이 남아 있습니다.

또한 힌두교의 고대 기록을 살펴보면 산스크리트어 서사시 마하바라타(인도 역사의 기원전 1493~1443년 기간을 설명)에는 인간의 즐거움, 사치, 웰빙의 맥락에서 향기의 사용에 대한 설명이 포함되어 있습니다. 침향은 부의 상징, 공물 및 인사로 인식되었으며, 지위와 부를 과시하기 위해 침향을 사용하는 것에 대해 자세히 설명했습니다.

또한 인도의 전통 의학인 아유르베다 서적들에서도 침향과 침향오일을 이용한 질병의 예방과 치료에 대한 기록들이 전해져 내려오며, 수천 년 전부터 국가가 관리하고 세금이나 관세를 책정한 기록들도 전해집니다.

현재도 인도와 힌두교 종교권에서는 침향과 침향오일을 최고의 향기와 향신료로 귀중하게 전해져 내려오며 침향오일을 향수, 향신료, 약물로 사용하는 가장 시장이 큰 나라이기도 합니다.

침향과 침향오일의 전 세계 1년 유통량이 10조 원 정도로 추산된다는 논문을 읽으면서 아니 어떻게 이렇게 많은 금액이 가능할까, 의구심을 가져 본 적도 있습니다.

그러나 오늘 아침에 얼마나 많은 세계인들이 향수를 뿌리고 출근하였으며, 얼마나 많은 아랍인들과 인도인들이 침향오일을 몸에 바르고 일을 시작하였는지, 얼마나 많은 중국인들이 침향 장신구를 구입하여 착용하고 있는지를 생각해 보면 1년 유통량 10조 원은 그리 터무니 없는 수치는 아닌 것 같습니다.

중국의 침향

전 세계에서 침향을 가장 많이 구입하고 사랑하며 역사에 기록된 나라가 바로 중국입니다.

농담으로 중국에서 무언가를 먹기 시작하면 가격이 오른다고 하는데, 침향 역시 중국인들의 사랑이 대단하여 품질 좋은 침향의 가격이 많이 올라가고 있는 실정입니다.

중국의 향 문화와 사랑은 약 3000년 역사를 자랑합니다. 역시 향 중의 향은 침향이며 사향, 용연향, 백단향 등이 그 뒤를 잇고 있습니다.

서기 300년 전의 서적에는 인간이 유도한 침향 형성에 대한 지식이 최초로 기록되어 있는데, 침향나무에 상처를 내거나 자르면 침향나무 내부에서 수지가 생성된다는 기록입니다.

2000년 전에 기록된 중국의 고대 의서를 보면 침향의 정의와 효과 및 사용 방법 등에 대한 기록들이 전해져 내려오며, 중국 삼국시대에는 불교의 전파 이후로 향 문화 및 황제, 귀족들부터 일반인들에게까지 침향을 귀하게 여겼으며 특히 관우와 장비의 장례 절차에 침향이 사용된 기록은 그 당시 최고의 권력자들이 침향을 금보다 더 귀한 귀중품으로 소장하였음을 알 수 있습니다.

3세기 무렵 오나라에서 기록된 〈남주이물지〉에는 "침향은 베트남에서 생산된다, 침향을 얻으려 하면 먼저 땅에 서 있는 나무를 베어서 쓰러뜨려 오래 쌓아두면 외피는 썩어 부스러지고, 그 심지는 지극히 단단하여 물에 넣으면 곧 가라앉으므로 이름하여 침향이라 한다."

4세기경에는 침향나무, 침향을 베트남과 캄보디아에서 중국으로 수입한 기록들이 있으며 이러한 동남아에서 수입과 베트남산 침향의 중국에 대한 공물은 송나라 시대까지 계속되었습니다.

수나라, 당나라 시대에는 황제들이 침향을 매우 많이 수집하고, 아주 귀한 한약재로 처방되었으며 특히 당나라 현종이 양귀비의 사랑을 얻기 위해 침향나무로 지은 집을 선물로 내렸으며 신경이 예민했던 양귀비는 침향으로 만든 장신구만 사용했다고 합니다. 아마도 양귀비가 소양인 체질이라 상체로 뜨는 열 기운을 아래로 내리기 위한 치료의 방편이 아니었을까 추정되며 현종의 사랑을 독차지하기 위하여 심신의 안정 효과와 성기능 강화 효과의 침향을 늘 간직한 것이 아닌가 생각됩니다.

특히 해외와 교류가 활발했던 당나라 시대에는 다양한 질병을 치료하고 악령을 쫓아내며 영혼을 정화하기 위해 침향을 한약, 외용 연고뿐만 아니라 술에 달인 달임으로도 제조되었습니다.

침향은 중국에서 영적인 차원을 가지고 있었으며 당나라 황제에게 제공된 많은 공물 중 하나에는 10피트 높이의 조각품인 "무수한 부처님의 산"에 대한 자세한 설명이 포함되어 있는데 침향나무와 보석들로 장식된 최고의 공물이었습니다.

당나라의 제품들은 멀리 서쪽으로 콘스탄티노플까지 퍼졌으며 중국은 유명한 도자기를 주로 수출하고 동남아의 침향을 많이 수입하였습니다.

이러한 중국 침향의 기록들은 12세기 마르코 폴로의 기록에도 전해져 내려옵니다.

송나라 시대에는 불교문화가 가장 융성하여 국가 예산의 20% 이상을 향재료 및 불교 장신구 구입에 사용하였으며, 소동파는 해남도 침향의 무분별한 남획과 이로 인한 인간의 탐욕을 지적하였습니다. 현재 중국 해남도의 자생 침향은 무분별한 남획의 결과로 멸종된 상태입니다.

원나라, 명나라 시대에도 중국 황실과 귀족들의 침향 사랑은 이어져 내려와 불교, 유교, 도교 등 다양한 종교 행사 시 귀한 침향을 이용하였고, 각종 제사, 기도, 학업에 침향을 사용한 기록들이 남아 있습니다.

청나라 시대에는 침향의 문화가 황실, 귀족들뿐만 아니라 일반 백성들에게도 전해져 해남도 침향이 거의 멸종되는 현상을 안타깝게 표현한 기록들이 있습니다.

현대의 중국에서는 경제력의 발전과 함께 다시금 침향의 사랑과 구입에 중국인들이 열광하고 있는데 대표적으로 전) 후진타오 주석이 침향 장신구를 착용한 사진이 유명하며, 현) 시진핑 주석의 침향 사랑과 중국 유명 재벌 회장들의 침향 수집 및 장신구 등이 계속하여 SNS를 통해 일반인들의 관심을 사로잡고 있습니다.

중국인들의 침향 사랑은 중국이 가지고 있는 유교, 불교, 도교 문화와 향을 피우는 제사 및 기도 의식, 그리고 역사서에 기록된 역대 중국 황제들의 침향 사랑, 다른 사람들에게 본인의 재력과 부를 과시하는 문화 등과 깊은 관련이 있으며 3000년 역사의 중국 한의학에서도 침향이라는 한약재를 최고의 한약 또는 난치병을 치료할 수 있는 효험이 있는 한약재로 전해져 내려오는 다양한 의학적 관점으로 볼 수 있습니다.

많은 중국인이 부귀영화와 건강을 위하여 침향에 향불을 피워 기도를 드리고 있으며, 본인의 건강과 집안의 안위를 위하여 침향을 구입하여 집안에 보물로 간직하고 있고, 질병의 예방과 치료를 위해 침향을 한약으로 복용하고 있으니 전 세계에서 생산되는 침향과 침향오일은 매년 수요에 비하여 공급이 부족하고 그 가격이 올라갈 수밖에 없는 실정입니다.

한국의 침향

한의사 임상 진료 생활을 30년 넘게 해오면서 아마도 "침향"이라는 한약재보다 더 많이 한국 역사서에 기록된 한약은 없다고 생각합니다.

이는 침향의 역사가 수천 년 이상이 되었다는 사실과 삼국시대부터 외국과의 교류와 통상이 시작되면서 동남아, 중국으로부터 침향이 수입되고 전해졌으며 외국의 많은 나라와 유사하게 왕, 귀족들에게 침향이 사랑받았다는 사실을 입증합니다.

신라와 가야 시대에는 동남아 왕족들과의 결혼과 통상으로 침향이 국내에 소개되어 삼국사기에는 왕이 진골이나 성골들의 침향 구입과 소장을 금지할 정도로 많은 국가재정이 침향 구입에 소비되었음을 알 수 있습니다.

신라시대 문무왕이 일본 왕의 질병 치료를 위하여 침향을 보냈다는 기록이 있을 정도로 삼국시대부터 동남아와 무역을 통해 구입한 침향을 왕실에서 귀하게 사용하였으며, 일본 왕실에 국가 간 선물로 보내기도 하였습니다.

　신라시대 고문서인 〈매신라물해〉에는 중국에서 침향을 구입하여 신라에서 사용하고 일부는 다시 일본으로 판매한 기록이 남아 있습니다. 이로 미루어보아 침향은 중국, 신라, 일본으로 연결되는 고대 무역에서 매우 중요한 귀중품이었습니다.

　또한 삼국시대에 전해진 불교문화 덕분에 유명 사찰에서는 자연산 침향을 이용하여 향불을 피우고, 좋은 침향으로 스님들이 염주를 만들어 불공을 드렸으며, 부처님 사리 보관 시에도 침향으로 만든 상자를 이용하였다고 합니다.

　이러한 불교문화는 현재까지도 이어져 내려옵니다.

　고려시대에는 5대 경종이 불면증, 우울증, 불안증을 치료하고 심신을 안정시키기 위해 침향을 복용하였으며, 11대 문종이 난치성 질병(중풍으로 인한 사지마비)으로 투병 시에 중국 황실에 직접 침향 및 귀한 한약재를 보내 달라 요청하였고 중국 황제가 보낸 100가지 귀한 한약재 중 침향이 가장 우선순위였다는 기록이 남아 있습니다.

　그리고 15대 숙종은 전립선비대증으로 인한 빈뇨, 야간뇨 치료를 위하여 팔미지황탕 처방에 침향을 가미한 한약을 복용하였습니다.

　18대 의종 재위 기간에는 중국 송나라가 금나라 침략으로 위험해진 상황에서 고려의 원군 및 도움이 필요하여 사신을 고려에 급파하였는데 침향을 금과 은으로 만든 상자에 담아 보내왔다고 합니다. 한 나라의 위기 시기에 다른 나라의 도움을 얻기 위한 최고의 선물도 침향이었던 것입니다.

　또한 침향나무를 수입하여 관음보살상을 제작하였으며, 중국 송나라,

원나라에서 고려의 왕실로 침향을 선물로 보냈다는 기록이 전해져 내려옵니다.

또한 왕, 귀족, 일반인들도 귀한 침향을 구입하여 평소 다니던 사찰과, 존경하던 스님들에게 선물로 드렸다는 기록을 미루어볼 때 침향에 대한 인식과 사용 그리고 최고의 공양품으로 여기는 문화는 이때부터 시작이던 것입니다.

조선시대에는 조선왕조실록에 142회 이상 침향의 기록들이 남아 있으며 태종 3회, 세조 6회, 성종 13회, 연산군 13회, 중종 12회, 광해군 24회, 특히 세종실록에는 24번이나 침향의 기록이 남아 있습니다.

명나라 황제가 침향 5근을 포함한 귀한 한약재를 태종에게 선물한 기록부터 시작하여, 각종 질병(당뇨병, 비만, 성인병, 심혈관 질환, 전립선비대증, 피부질환 등)에 시달렸던 세종대왕은 비싼 값을 지불하더라도 침향은 해외에서 꼭 구입해 오라는 교지를 내렸고, 중종은 영의정의 병환에 침향을 하사한 기록이 남아 있습니다.

특히 침향을 사랑하였던 세종대왕은 예조판서에게 "주사와 용뇌는 비록 귀한 약이지만 중국에 가면 구하고 얻을 수 있으나 침향은 중국에서도 쉽게 구하기 어려우니 비록 그 값을 2배 이상 준다고 하여도 반드시 구해오도록 하라"라는 교지가 조선왕조실록에 기록되어 있습니다. 또한 당시 일본에 손바닥 크기만 한 침향으로 만든 불상이 있다는 소문을 듣고 이 침향 부처 조각을 구하기 위해 노력하였으며 이러한 세종대왕의 침향을 사랑하는 마음을 간파한 일본에서는 침향을 조선에 선물로 보낼 테니 팔만대장경과 바꾸자고 터무니없는 제안까지 한 기록들이 남아 있습니다. 이런 제안은 세조 시절에도 반복되어 일본 국왕이 일본으로 팔만대장경을 보내달라고 부탁하였고 이에 세조는 침향 불상을 보내달라고 요청한 기록도 있습니다.

또한 정조 10년에는 침향이 너무나 귀하고 값비싸므로 국왕이 직접 참석하여 지내는 제사 이외에는 침향 사용을 금지한 교서도 있습니다.

중종 18년에는 영의정이 병환으로 투병하던 중 그를 아끼던 중종이 침향과 다른 한약재를 하사한 기록이 남아 있습니다.

그 당시 침향은 왕들과 왕실의 가족들만이 복용할 수 있는 아주 귀한 한약재이면서도 외교적으로는 일본이 대장경을 조선에서 구하기 위해 세종대왕에게 침향을 선물한 기록이나, 명나라에서 조선에 원군을 요청하면서 인조에게 침향을 선물할 정도로 국가 간의 중대사를 요청하고 결정하는 데도 중요한 역할을 하였던 금보다 훨씬 귀하고 고가였던 국가 간의 최고의 선물이었습니다.

이러한 기록들로 미루어볼 때 조선시대에 이미 침향은 왕들의 자양강장제 한약이면서 각종 난치성 질병을 치료하는 신비한 한약이며, 중국과 동남아, 일본과의 교역 및 사신 교환에 있어 최고의 선물이었던 것입니다.

1966년 불국사 석가탑 〈사리장엄구〉에서 침향나무 조각이 나왔습니다. 이는 그 당시에도 침향이 불경이나 귀한 예물을 안치하는 부처님 복장 예물의 필수품으로 침향의 강력한 살균효과와 방부 기능 그리고 천년을 이어가는 향기로 복장 내부를 청청하게 유지하고 오랜 기간 불상을 지키는 기원이었던 것입니다. 침향이 부처님 사리와 함께 있다는 사실만으로 그 시대에 침향의 가치를 알려주는 증거입니다.

2005년 해인사 법보전 〈비로자나불: 신라시대 조성됨〉에서도 침향이 발견되었는데 천년이 넘은 세월 동안 복장 예물이 잘 보전되어 있어 이 역시 침향의 효과와 가치를 인정받았던 발견입니다.

현대에 와서는 한국의 경제 성장기를 지나 한국인들이 적어도 밥걱정은 안 하게 된 1980년대 이후로 다시 침향의 관심도가 올라가 한의사들이 처방하는 공진단의 핵심 원료인 침향, 한국의 유명 사찰에서 최고의 향으로 사용되는 침향, 유명 스님들과 신부님, 수녀님, 목사님에게 아주 귀한 선물로 드리는 침향 등의 문화가 널리 퍼지고 일부 재벌 회장님들이 수억~ 수백억을 호가하는 자연산 침향을 해외에서 구입하여 집안에 간직하고 몸에 장신구로 지니는 경우가 많아졌습니다.

이러한 침향에 대한 대중들의 관심으로 인하여 일부 제약사들과 건강식품 회사들이 저렴하지만, 품질이 떨어지는 인도네시아산 침향을 수입하여 @@침향환 등의 이름으로 광고, 판매를 하고 있는데 1년 매출액이 수백억 원 이상이라니 침향을 연구하는 한의사 입장으로는 안타까운 마음입니다. 일부 침향 전문가들은 인도네시아산 침향은 오리지널 침향이 아닐 뿐만 아니라 건강식품으로 복용하는 것도 불가하다는 의견을 피력합니다. 저 역시 인도네시아산 침향이 가짜 침향이 많으며 식품이나 약으로 복용하기에는 그 품질과 효능이 떨어지며 부작용의 우려까지도 염려가 되니 가능하다면 저렴한 인도네시아산 침향으로 만들어진 향, 건강식품은 구입과 복용을 피하시는 걸 추천해 드립니다.

오래전에 기록된 문헌인 〈제번지〉에는 침향의 생산지와 품질에 대한 기록도 전해지는데 "침향은 여러 나라에서 생산된다. 그중 베트남, 캄보디아의 침향이 상품이며, 인도네시아에서 생산되는 침향은 하품이다"라는 기록이 전해져 내려옵니다.

물론 한국의 역사를 살펴보면 일반인들이 침향을 구입하거나 접하기 어려우니 향나무를 바닷가에 묻고 오랜 세월이 지나면 침향으로 변한다, 하여 유행하였던 매향 의식이 있었던 것처럼, 과거에 황제와 왕들의 자양강장제와 귀한 한약재였던 침향을 조금은 저렴한 가격에 구입하고 복용해 보고 싶은 심정은 이해하지만 오리지널 침향도 아니며 품질이 저급한 인도네시아산 침향을 건강식품에 첨가하여 대대적인 광고와 판매를 하는 현재 상황은 개선이 필요하다고 생각합니다.

일본의 침향

동북아시아 한, 중, 일 3국 중 일본도 침향에 대한 사랑과 역사는 결코 뒤지지 않습니다.

불교의 전래와 동남아, 중국, 한국 등과의 무역이 시작된 이래로 일본에서 침향은 왕과 막부들이 신하와 사무라이들에게 주는 최고의 훈장과 선물 같은 개념이었습니다.

서기 595년에 일본에서 처음 침향에 대한 기록이 서술된 이래로 침향은 일본의 왕실과 귀족들, 무사들에게는 최고의 가치로 전해져 내려옵니다.

서기 595년에 큰 침향이 아와지섬 해변으로 표류했을 때 섬 주민들은 장작으로 사용하면 강한 향기가 나는 것을 신기하게 여기고 나중에 스이코 황후에게 타지 않은 침향 조각을 선물했습니다.

기록에 의하면 "일본의 해안가에 길이가 2미터 이상의 향나무가 떠내려왔다. 섬사람들이 그냥 일반 나무인 줄 알고 땔감으로 사용했으나 나무가 타면서 좋은 향기가 나기 시작하여 이상하게 생각한 섬사람들이 왕에게 바쳤다. 그 나무를 본 성덕태자는 지식이 많고 불교 보급에 힘을 쓰던 왕자로 그 나무가 침향나무임을 알아차렸다"라고 적혀있습니다.

일본 불교 의식에서 연소된 초기 방향제 혼합물인 진코(최고의 향: 침향)에는 백단향, 정향, 계피, 장뇌가 포함되어 있으며, 덴지 천황(671년)이 병에 걸렸을 때, 그의 마지막 해에 그는 호코지(교토)의 부처님에게 침향과 백단향을 포함한 다양한 귀중품을 공물로 보냈습니다.

또한 중국 황실에서 쇼무 천황(724-748)에게 선물한 란자타이(Ranjatai)로 알려진, 매우 존경받고 큰 침향나무 조각에 대한 언급이 기록되어 내려옵니다.

도요토미 히데요시, 오다 노부나가, 도쿠가와 이에야스 등 일본을 호령하던 지도자들 역시 침향의 사랑은 대단하였는데 그중 도쿠가와 이에야스(덕천가강)는 베트남의 왕에게 최고급 침향을 요청하여 최고급 베트남산 침향 200kg을 일본으로 보낸 기록이 남아 있습니다.

이로 미루어 보아 일본에서는 침향이 생산되지 않아 주로 베트남 등 동남아시아 나라에서 수입하였으며 불교의 영향을 받아 그 당시에도 침향을 최고의 향재, 약재, 장신구로 귀중하게 여긴 것 같습니다.

일본에서 오래전부터 매우 유명한 향 의식(코도)은 헤이안 시대(서기 794년~1185년)에 등장하기 시작했으며 향기가 의식의 중심에 있던 귀족의 상징적인 풍습 중 하나였습니다. 행사에서 참가자들은 현지 생산품인 소나무와 삼나무, 그리고 침향, 백단향, 계피, 정향과 같은 외래종을 포함한 다양한 방향족의 품질을 향기로 구별하고 판단하였으며 이러한 의식이 왕실과 귀족들의 권위를 상징하면서도 침향의 향기가 몸과 마음을 이완시키고 질병을 예방하며, 질병을 치료하는 효과가 있다고 믿었습니다. 이러한 전통은 현재까지도 전해져 내려옵니다.

기록에 의하면 과거 동남아 여러 나라와 무역을 하던 일본은 값비싸게 수입한 침향을 한국 조선왕조에 선물하면서 한국의 불교 대장경판과 교환을 요청하기도 하였지만 다행히 한국 조선시대 왕들은 이 요청을 한 번도 수락하지 않았습니다.

이를 미루어 보아 그 당시 세계 각국의 정부에서는 침향이라는 보물이자 귀중품이며 한약을 국가의 보물들과 교환할 가치를 가지고 있다고 판단한 것 같습니다.

현대 일본에서는 과거의 전통과 역사를 이어받아 침향을 다양한 종교행사에 사용하고 있으며, 침향의 향기를 이용한 다양한 제품들과 신사의 공양품 그리고 사찰의 보물로 침향을 소중히 간직하고 있습니다.

또한 일본 재계의 유명한 재벌들도 자연산 침향을 간직하거나, 장신구를 만들어 사용하고 각종 난치성 질병 치료에도 응용하고 있습니다.

아마도 침향의 수요가 가장 많은 나라는 중동과 중국, 인도이지만 최고급 침향의 수요만 살펴보았을 때는 일본이 아닐까 추정합니다.

이러한 역사적 사실들을 기반으로 한국, 중국, 일본은 과거부터 현재까지 서로 사이가 좋은 시대도 있었고 전쟁의 역사도 있었지만, 전통을 계승하는 노력과 자기 나라에서 생산되지 않은 침향을 국가의 보물 정도로 귀중하게 여긴 역사적 공통점이 존재합니다.

베트남산 침향과
인도네시아산 침향

약 20여 년 전부터 인도네시아산 침향이 한국에 식품 원료로 수입이 되면서 시중에는 많은 침향환 제품들이 건강식품 항목으로 출시되어 인기리에 판매 중입니다.

그러나 수천 년의 역사를 자랑하고 다양한 유효성분과 효과를 인정받고 있는 침향은 원래 산지가 인도차이나반도(베트남, 라오스, 캄보디아, 태국)에서 생산되는 크라스나 품종의 침향이며 그중에서도 베트남산 크라스나 품종의 침향이 전 세계에서 가장 품질이 좋은 최고의 침향이라는 사실을 아는 분들은 그리 많지 않은 것 같습니다.

성경에 기록되어 있고, 불경에서도 천상의 향기라고 칭송되며 중국, 한국, 일본의 한의학 서적과 고서에 기록되어 있는 침향은 대부분 베트남산 크라스나 품종의 침향입니다.

아마도 오리지널 침향나무가 자생하기에 가장 좋은 환경과 토양이 인도

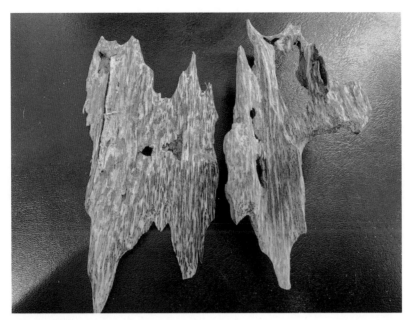

베트남산 침향

차이나반도이며 이런 이유로 오래전부터 전 세계에서 유통되었던 대부분 고가의 침향은 바로 베트남산 침향이었습니다.

특히 베트남은 공산주의, 사회주의 국가체계를 유지하고 있지만 다양한 종교를 인정하고 있으며, 유교문화의 영향을 많이 받은 나라이기에 침향에 대한 역사와 전통이 전해져 내려오고 있으며 국가 차원에서 침향의 생산과 연구, 신제품 개발에 지원이 뛰어나기에 이제는 침향의 나라 하면 베트남 이 가장 먼저 지칭되기도 합니다.

전 세계 침향은 크게 3종류로 구분됩니다.

· 베트남산 침향: 인도차이나반도 침향(A. Agallocha · Crassna)

· 인도네시아산 침향(A. Malaccensis)

· 중국산 침향(백목향: A.Sinensis)

이 중 중국 해남도 지방에서 자생하던 중국산 침향은 19세기 이전에 멸종되었다는 보고가 있으며 중국 현지에서는 대규모 침향나무 재배 대신에 베트남 등지에서 침향을 수입하여 사용하고 있습니다.

또한 한국에서 가장 많이 유통되고 있는 인도네시아산 침향의 경우 시중에서 판매되는 건강식품 품목인 다양한 침향환의 99% 이상이 인도네시아산 침향을 함유하고 있는 실정입니다.

이렇게 인도네시아산 침향이 국내에 많이 사용되고 유통되는 단 한 가지 이유는 바로 가격이 저렴하기 때문입니다.

인도네시아와 말레이시아에서는 15종류의 침향나무가 자생하고 재배되고 있으나 1995년에 인도네시아 정부 차원에서 국제동식물보호기구

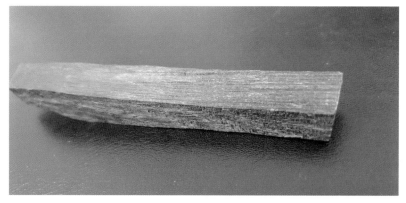

인도네시아산 침향

(CITES)에 A. Malaccensis 품목으로 수출 서류를 작성할 수 있게 요구하여 그 후부터는 인도네시아산, 말레이시아산 여러 종류의 침향나무, 그와 유사한 나무들까지 침향나무 속에 포함하여 수출하는 실정이며 한국의 많은 침향 전문가는 인도네시아산 침향은 오리지널 침향이 아니고, 식용이나 약용도 불가하다고 의견을 내고 있습니다.

현재 대한민국의 대한약전 한약 규격집에는 베트남, 인도차이나반도 침향인 크라스나 품종의 침향만이 침향이라고 표기되어 있으며, 식약처에서는 베트남산 침향만 약품의 원료로 유일하게 인정하고 있는 사실에 주목할 필요가 있습니다.

시중에서 1킬로그램에 5-10만 원에 쉽게 구입할 수 있는 인도네시아산 침향, 침향 분말은 결론적으로 수천 년의 역사를 자랑하고 천년의 향기, 신들의 나무라 불리는 오리지널 침향이 아니며, 식용이나 약용으로는 부적절한 품질과 성분이라고 단정지어 말할 수 있습니다.

베트남 침향에 대한 기록은 마르코 폴로의 〈동방견문록〉에도 기록되어 있으니 "참파라는 나라는 베트남 중남부에 위치한 매우 긴 역사를 지닌 나라입니다. 인도 문화의 영향을 받은 참족이 세운 나라로 코끼리와 침향이 풍부하고 흑단숲이 있는 나라입니다." 오래전 중국이나 한국 일본에서도 침향의 수입은 주로 베트남의 여러 국가로부터 수입하였으며, 그 당시에도 베트남에서 생산되는 침향의 품질과 효과를 최고로 판단한 기록들이 전해져 내려옵니다.

또한 베트남에서는 오래전부터 깊은 밀림에서 자연산 침향을 찾는 심마니들이 활동하였는데 최고급 자연산 침향을 구하기 위해 다음과 같은 방법을 사용했다고 합니다.

호랑이를 산 채로 잡아 일부러 상처를 내고 풀어주면 호랑이가 침향나무들을 찾아가서 침향나무에 발톱으로 상처를 내어 침향 수지를 상처 난 부위에 비벼 스스로의 상처를 치유했다고 합니다. 이는 현재까지도 "침향을 찾는 호랑이", "침향 호랑이"라는 전설로 내려옵니다. 오래전에도 자연산 침향은 황실, 왕족들만 사용할 수 있을 정도로 가격이 비싸고 귀했기에 호랑이를 산 채로 잡는 위험을 감수하고서라도 자연산 침향을 발견하고 구할 수만 있다면 베트남 사람들이 스스로의 생명을 감수하였다는 의미입니다.

불행하게도 현재 베트남에는 자연산 침향을 찾는 심마니(한국 산삼 심마니와 유사)는 거의 없다고 합니다. 오래전에는 자연산 침향을 찾는 경우 3대가 먹고 살 수 있을 정도로 비싼 가격에 판매가 가능하였으나 현재는 자연산 침향을 찾는 것이 거의 불가능하며, 베트남 정부 차원에서도 자연산 침향의 채취와 판매를 법으로 금지하고 있기 때문입니다.

제가 베트남 현지에서 현재 8개월째 거주하면서 베트남 침향, 침향오일을 수입하고 책을 집필하는 이유도 베트남이 전 세계에서 침향의 종주국으로 가장 유명하기 때문입니다.

저렴하고 좋은 제품은 극히 드물다고 합니다. 오래전에는 황제와 왕들이 복용 가능했던 침향이 인도네시아산 침향을 국내로 수입하면서 @@침향환 제품들의 가격이 한 달분에 5~7만 원에 판매되어 일반인들도 쉽게 구입하여 복용하게 되었지만, 인도네시아산 침향의 품질과 성분에 대한 한국 식약처의 정밀 조사가 필요하며 다시 한번 가이드라인이 필요한 시점입니다. 또한 여러분들도 한 달분에 10만 원 이하에 판매되는 인도네시아산 침향환 종류들의 원가와 성분, 품질과 효과에 대해 다시 한번 생각하시고 구입하여 복용하시면 좋겠습니다.

침향의 분류와 등급

침향의 역사가 수천 년 이상이며 전 세계인들의 관심과 사랑을 받는 식물이나 한약재이며 장신구로 유통이 되고 있기에 침향의 분류와 등급 역시 매우 다양한 편입니다.

세계적으로 총 31종의 침향나무 품종이 기록되어 있으며 그중 약 19종은 침향(침향나무 수지)을 생산하는 것으로 인정됩니다.

다만 모든 침향나무에서 침향 수지가 생성되는 것은 아니며 침향의 등급과 종류에 따라 귀한 한약으로 복용할 수 있는 베트남산 크라스나 품종의 오리지널 침향이 있는 반면에 오래전부터 향불을 태우는 목적으로만 사용하고 식용이나 약용을 경고하고 있는 인도네시아산 품질이 낮은 침향도 있다는 사실을 알려드립니다.

현재까지 다양한 침향의 분류와 등급을 소개해 보겠습니다.

1. 학술적 침향 분류

전통적으로 침향은 크게 2가지로 구분되어 내려옵니다.

1) 인도차이나반도 침향(베트남, 라오스, 캄보디아, 태국)

· Aquilaria Agallocha · Crassna) 아갈로차와 크라스나는 동일 품종입
니다.

2) 중국산 침향(백목향 : A. Sinensis)

· 중국산 침향은 주로 해남도 지역에서 자생, 생산이 되다가 무분별한
남획으로 멸종되었다고 합니다.

그러나 침향의 전 세계 수요는 점차 증가하고 자연산 침향은 재취하기
어려워지고 재배 침향도 공급이 수요를 따라가지 못하는 상황에서 1995년
멸종 위기에 처한 야생 동·식물종의 국제 거래에 관한 협약(CITES)에서
인도네시아의 요청에 따라 인도네시아산 침향(A. malaccensis)이 침향 항목
에 새롭게 등록이 되었습니다.

현재는 전 세계 침향 유통량의 70% 이상을 인도네시아산 침향이 차지하
고 있을 만큼 생산량과 유통량이 많으며 심지어 한국에서는 건강식품으로
판매, 유통되는 침향환 제품의 99% 이상이 인도네시아산 저렴한 침향을
함유시키고 있습니다.

그러나 인도네시아산 침향은 가격이 저렴하지만 품질이 떨어지고 오리
지널 침향이 아닌 관계로 식용이나 약용 시 주의가 필요하다고 하며, 침향

을 불에 태우면 천상의 향이 난다는 말이 무색하게 좋지 않은 냄새가 나고 두통과 구토를 일으키기도 하며 가짜 침향이 많이 유통되고 있으니, 주의가 필요합니다.

한국, 중국, 베트남 약전에는 크라스나 품종의 침향만이 약 원료로 인정받고 있으며 인도네시아, 말레이시아산 침향의 경우 식용이나 약용으로는 문제가 많다는 의견이 지배적입니다.

2. 한의서에 기록된 침향의 분류

1) 숙결(熟結)
죽은 침향나무에서 채취한 침향 또는 침향나무가 자연적인 이유로 절단된 후 수십 년 이상의 세월이 흐르면서 자연적으로 숙성된 침향

2) 생결(生結)
살아 있는 자연 그대로의 침향나무에서 채취한 침향으로 동물이 상처를 내거나 사람이 인위적으로 상처를 입힌 후 분비되는 침향나무의 수지를 의미함

3) 탈락(脫落)
침향나무가 죽은 후 땅이나 연못, 호수나 습지에 떨어진 후 수십 년 이상의 시간이 흐르면서 자연적으로 숙성된 침향, 토숙침향, 토침향이라고도 불린다.

4) 충루(蟲漏)

개미, 침향나무 벌레, 곤충 등에 의해 침향나무가 상처를 입고 오랜 세월이 흐르면서 자연적으로 생성되는 침향, 개미 침향이라고도 불리며 베트남 현지에서 구할 수 있는 자연산 침향입니다. 개미 침향의 경우 은은하면서 달콤한 향기가 느껴집니다.

3. 산지 지역적인 침향 분류

1) 인도차이나반도 계열(호이안 계열) 침향

베트남, 캄보디아, 라오스, 태국, 미얀마, 중국, 인도, 스리랑카 지역 침향

한국, 중국, 일본, 동남아시아에서는 인도차이나반도 계열 크라스나 품종의 침향을 오래전부터 약용으로 처방해 오고 있으며, 현재까지도 국가공인 약전에 유일한 약용 침향으로 인정하고 있습니다.

베트남 호이안은 1세기 전후부터 향료의 집산지로 유명하였으며 이런 이유로 인도차이나반도에서 나오는 크라스나 침향의 별칭을 호이만 계열 침향이라고도 합니다.

2) 싱가포르 계열 침향

인도네시아, 말레이시아, 필리핀, 파푸아뉴기니 지역 침향

이 지역의 침향은 최근 들어서 침향나무 속에 새로 추가된 침향으로 전 세계 유통량의 70% 이상을 차지하지만, 식용이나 약용은 주의가 필요하며 대부분 장신구 등을 제작하는 데 사용되고 있습니다.

오래전부터 인도네시아산 침향(싱가포르 계열)을 약재로 사용하지 않은

이유는 약성이 강렬하고 부작용이 발생하여 약용으로 섭취하기엔 부적절하다고 판단하였습니다.

이런 이유로 고대부터 현재까지 싱가포르 계열 침향은 인도차이나반도 계열 침향에 비하여 매우 저렴한 가격에 유통되고 있으며 식용이나 약용으로는 거의 사용되지 않고 있습니다.

4. 침향 수지 함유량에 따른 등급 분류

1) 1등급
완전히 마른 상태로 목질 부분이 거의 없으며 수지 함량이 80% 이상, 불에 태우면 기름이 삼출되며 향기가 진하고 침수 침향(물에 가라앉는다)

2) 2등급 : 수지 함량 60% 이상

3) 3등급 : 수지 함량 40% 이상

4) 4등급 : 수지 함량 25% 이상, 잡질이 많음

5) 5등급 : 수지 함량 10% 이상, 잡질이 매우 많음

5. 진짜 침향 & 가짜 침향

1) 침수 여부
침향나무 자체는 물에 비하여 가볍기 때문에 물에 뜨게 됩니다. 그러나 침향나무에 침향 수지가 생성되면 점차 비중이 높아져 수지 함량이 25% 이상이 되면 물에 가라앉게 됩니다.

즉 침향의 원래 뜻도 침향(沈香): 물에 가라앉는 향기 나는 나무인 것입니다.

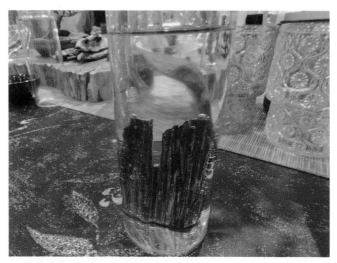
물에 가라앉은 최고급 자연산 침향

〈본초강목〉에는 물에 가라앉는 침수향, 물에 반은 뜨고 반은 가라앉는 잔향, 물에 뜨는 황숙향 등 3가지로 구분됩니다.

그러나 물에 가라앉는 비중 1 이상의 나무가 있으니 흑단, 유창목 같은 나무와는 전문 감별이 필요합니다.

1) 색상

진짜 침향의 경우 검정 또는 진갈색의 수지가 없는 부분은 목질 색깔(백색) 부분이 명확합니다. 즉, 침향 수지가 있는 부분과 없는 부분의 색상대비가 뚜렷합니다.

그러나, 가짜 침향의 경우 검정 덩어리이거나, 수지가 있는 부분과 목질 부위의 색깔 차이가 거의 없으니 이는 검정 잉크나 도료를 인위적으로 전체에 도포, 주입하였기 때문입니다.

2) 광택

진짜 침향은 자연스러운 광택이 발산되며 은은한 광택이 오랜 기간 지속됩니다.

그러나 가짜 침향의 경우 지나치게 광택이 나거나 전체가 검정으로 무광택입니다.

3) 손의 촉감

침향나무는 원래 연한 질감의 나무로 진짜 침향, 개미 침향으로 만든 장신구들은 돌처럼 단단하지 않고 자연스러운 촉감입니다.

그러나 가짜 침향의 경우 지저분하고 지나치게 끈적거리며, 매우 딱딱하거나 무겁게 느껴집니다.

4) 약성과 향기

침향은 등급이 높을수록 맛이 부드럽고 성질이 따뜻하며 약효가 뛰어납니다. 침향을 연소 시에는 부드럽고 시원하며 달콤한 특유의 향기가 나며 한마디로 좋은 향기가 느껴집니다.

5) 가짜 침향

다른 종류의 나무에 검은색 잉크나 염료로 염색하거나, 검은색 염료로 뜨거운 열기로 훈증을 하거나, 염료와 나무를 같이 고온으로 끓여 만들거나, 저가의 침향오일이나 화학수지를 인공적으로 주입하여 침투시킨 제품들입니다.

중국이나 동남아에는 가짜 침향을 만드는 공장들이 많으니, 전문가 수준이 아니라면 고가의 진짜 침향이라는 제품들을 구입하는 건 추천하지 않습니다.

베트남산 크라스나 침향으로 만든 A등급 100% 침향오일과 자연산 침향(개미 침향)으로 만든 침향 장신구(염주, 단주, 묵주, 팔찌 등) 그리고 향불 용도로 사용하는 자연산 침향 원물을 구입하고 싶은 분들은 서울 강남역 〈청담인 한의원 : 02 3448 2075〉로 직접 내원하시거나, 전화로 상담 주시면 베트남산 진짜 침향과 진짜 침향오일을 구입하실 수 있습니다.

한의학 서적 속
침향의 효능과 처방

침향의 역사는 수천 년 이상이지만 초기 침향의 사용은 대부분 향료, 향
신료, 향수의 원료로 사용되었습니다.

그러나 침향이 중국에 전해지면서 중국 한의학의 영향으로 중국에서도
본격적으로 침향을 한약재로 처방하였으며 중국 한의학이 한국과 일본으
로 전파되면서 한국, 일본의 한의학 의서에서도 침향에 대한 기록들이 많
이 전해져 내려옵니다.

1) 천향전(天香傳)

중국에서 침향에 대한 권위 있는 서적으로 침향의 역사, 분류, 효과 및 중
국 침향, 베트남 침향 등에 대한 기록이 전해집니다.

2) 남주이물지(南州異物志)

3세기 삼국시대 오나라 만진(萬震)이 저술한 다른 지역의 특이한 물건들

에 대해 기록한 서적에는 "물에 넣으면 곧 가라앉는 침향은 베트남 지역에서 생산된다"라고 기록되어 있습니다.

3) 본초경집주(本草經集注)

500년 전후에 기록된 양나라 도홍경의 의서에는 침향이 중풍과 신장 기능 저하로 발생하는 부종을 치료하며, 나쁜 기운을 제거하는 효능을 기록하고 있습니다.

4) 일화자제가본초(日華子諸家本草)

900년대 기록된 송나라 한의학 서적에는 침향의 약성과 효과를 분명하게 기록하고 있습니다. 소화기를 조화롭게 하고, 오장을 보호하며, 남자의 양기를 보강하고 정력을 강화하며, 허리와 무릎을 강하게 해주고, 근육을 이완, 토하거나 설사를 치료한다. 중풍으로 인한 사지 마비를 치료하며, 뼈마디가 쑤시는 증상을 호전시킨다.

5) 탕액본초(湯液本草)

1200년대 원나라 왕호고가 저술한 탕액본초에는 기운의 오르내림을 조절하고 모든 기운을 보강해 주며 머리끝에서 발끝까지 약기운을 통하게 해준다고 침향의 효능이 기록되어 있습니다.

6) 본초강목(本草綱目)

중국 1500년대 명나라 이시진 선생에 의해 저술된 중국 최고의 본초학 의서로 중국 해남도에서 자생하는 침향이 최고의 품질이며 그다음이 베트남산 침향이라고 기록되어 있습니다. 또한 인도차이나반도에서 자생하는 크라스나 품종의 침향을 모두 한약재로 인정하고 있습니다. 그러나 현재 중국 해남도에는 침향나무가 무분별한 남획으로 멸종된 것으로 보고되고 있습니다.

침향의 등급과 분류에 대한 기록과 상열하한, 기가 거슬러 올라가 숨이 차고, 변비와 소변이 약한 증상, 남자의 정력 부족 등을 치료하는 효과를 기록하고 있습니다.

7) 본초신편(本草新編)

1600년대 청나라 진사택이 저술한 의서에는 침향은 신장을 따뜻하게 하고 심장을 통하게 한다. (즉 신장의 기운을 도와주며 심혈관 질환 예방과 치료 효과를 언급) 또한 황련과 육계를 쓰면 심장과 신장에 작용하지만, 침향을 처방하면 양쪽을 동시에 치료할 수 있어 효과가 뛰어나다고 기록되어 있습니다.

8) 동의보감(東醫寶鑑)

한국 최고의 한의학 서적으로 칭송받는 허준 선생님의 동의보감에는 침향이 성질이 따뜻하고 독이 없으며, 중풍으로 사지가 마비된 증상을 치료하며, 팔다리에 쥐가 나고 혈액순환이 안 되는 증상을 개선하며 정신을 평안하게 해준다고 기록되어 있습니다.

또한 "침향은 중국 해남, 베트남 등에서 자라는데, 사람들은 침향나무를 보면 칼로 베어 생채기를 낸다. 그래야 세월이 지나면서 침향나무에 빗물이 스며들어 단단하고 검은색의 속이 빈 곳이 없는 충실한 침향 수지가 생긴다"라고 기록되어 있습니다.

또한 침향은 기를 서로 통하게 하고 기를 보하는 한약재 중 가장 으뜸이라 하여 우리 몸안의 경락, 경혈, 혈관을 소통하게 해주면서도 기운과 면역력을 강화하는 최고의 한약재로 기록하고 있습니다.

9) 중약대사전

침향은 기운을 아래로 내리고, 중초의 기운을 도와주며, 신장을 따뜻하게 해주고, 소변을 시원하게 도와주며, 남성 성기능을 개선한다.

침향은 수승화강의 대표적인 한약재라고 지칭합니다.

"수승화강"이란 찬 기운은 위로 올라가 가슴과 머리를 식혀주고, 뜨거운 기운은 아래로 내려가 복부와 손발을 따뜻하게 해준다는 의미로 인체의 기운을 원활하게 도와준다는 개념입니다. 심장의 더운 기운을 아래로 내려 뇌졸중, 심근경색 등 심혈관 질환을 예방하며, 신장의 차가운 기운을 데워 남성의 성기능, 전립선과 여성의 자궁 기능을 개선한다는 현대의학적 개념으로도 해석합니다.

여성들의 갱년기 증상 중 열이 위로 뜨는 증상이 가장 대표적인 증상인데 바로 수승화강이 깨진 원인이며, 긴장하거나 스트레스를 심하게 받거나 기력이 떨어지는 경우 얼굴에 열감이 느껴지고 두통이 발생하며 하체의 힘이 빠지고 발이 차가워지는 증상들 역시 대표적인 수승화강의 밸런스가 깨진 현상입니다.

이러한 증상들을 치료, 개선하는 데 최고의 한약재가 바로 침향이기에 침향은 수승화강 최고의 한약으로 칭송받고 있는 것입니다.

한의학 서적들을 살펴보면 공통으로 침향은 신경락(腎經絡), 간경락(肝經絡)에 작용하여 신장의 기운을 도와주며, 남성 성기능과 전립선 그리고 여성 자궁 기능을 보호하는 효과와 간기능을 개선하고 중성지방이나 콜레스테롤 등 혈액 내 기름기를 제거하는 효과를 기록하고 있습니다. 그 외에 우리 몸의 막힌 기운을 소통시키고 심신을 안정시키며 기력을 보강하는 최고의 한약재로 전해져 내려옵니다.

또한 출산 후 발생한 산후풍 치료에 효과적이며 다양한 여성 질환을 치료하는 효과도 뛰어납니다.

이러한 한의학 서적들의 침향에 대한 효과와 효능은 현대과학의 발전 덕분에 실험과 논문으로 침향의 성분, 효과, 효능들이 증명되고 있으며 현대사회에서 발생하는 다양한 질병, 난치성 질환들의 예방 및 획기적인 치료제로 사용될 수 있는 것입니다.

황실과 왕들의 비방 공진단

예로부터 현재까지 인간은 최고의 한약이나 약을 찾아다니고 건강을 위해 복용해 오고 있습니다. 우리가 알고 있는 대표적인 사례가 바로 진시황제의 불로초입니다.

한의사 임상 30년 차인 저 역시 일반 한약으로는 치료가 잘 안 되거나, 최고의 보약을 처방할 때는 아주 귀한 한약재들을 찾게 됩니다.

물론 녹용, 인삼 등의 한약재는 예나 지금이나 상당히 고가이면서도 최고의 효능을 발휘하고 있으나 중국의 황실이나 한국의 왕실에서는 오래전부터 이러한 한약들보다도 훨씬 효능과 효과가 뛰어난 구하기 매우 힘든 한약재들을 찾아 처방해 오고 있으니 바로 침향입니다.

침향은 그 역사가 수천 년 이상이며 동서양을 막론하고 매우 귀한 향료, 한약재로 전해져 내려옵니다.

특히 자연에서 구하는 천연물 한약을 중시하던 한의학에서는 침향을 최고의 한약, 보약으로 기록하고 있으니 중국 당나라 시대 현종은 양귀비의 사랑을 얻기 위하여 침향나무로 만든 집을 선물하였고, 양귀비는 침향으로 만든 장신구들만 착용하고 침향으로 만든 한약을 복용하였다고 합니다.

· 중국 황실의 비방 침향

수천 년의 역사를 자랑하는 중국에서 최고 권위의 상징은 바로 황제입니다.

역사 속 많은 황제는 어린 나이에는 후사를 두기 위하여 황후 및 많은 후궁과의 성관계에 심신이 허약해질 수밖에 없었으며, 많은 정사를 돌보고 전쟁을 수행하기 위하여 스트레스가 무척이나 심하였으며 말년에는 각종 성인병과 전립선비대증, 치매 등의 질병을 피하기 어려웠을 것입니다.

이러한 질병들을 예방, 치료하기 위하여 그 넓은 중국에서 자생하는 수만 가지 한약재들의 조합을 통한 치료 한약, 보약을 복용해 왔으며 그중에서도 침향이라는 천년의 비방은 가장 핵심 한약재였습니다.

중국 황실에서 얼마나 많은 침향을 사용했는지, 중국 해남도에서 자생하는 자연산 침향의 씨가 마를 정도였으며 그 후에는 주로 베트남에서 매우 고가에 침향을 수입하여 사용하였습니다.

· 성기능 개선, 정력 보강, 체력 증진
· 심신 안정, 스트레스 해소, 불면증, 우울증 치료 효과
· 성인병 예방 및 치료 효과(고혈압, 고지혈증, 당뇨, 혈액순환 장애)
· 전립선염, 전립선비대증 등 각종 남성 질환 예방 및 치료

예전의 중국 황실의 고민이나 현대에서 왕성한 사회활동을 하는 기업가, 정치인들의 신체적 고민은 대동 유사합니다.

한국은 삼국시대에 신라에서 왕이 진골이나 성골 귀족들에게 침향 구입을 금하는 왕명을 내린 기록이 전해집니다. 이는 신라의 귀족들이 침향을 외국에서 수입하여 간직하고 복용하는 데 너무 많은 돈을 소비하는 문제를 막기 위함이었습니다.

고려시대에는 11대 왕인 문종이 중풍으로 투병하던 중 중국 송나라 황제가 100여 가지 한약재를 선사하였는데 그중 제일이 침향이었다는 기록이 전해집니다.

중풍은 예나 지금이나 치료가 매우 어려운 질병 중 하나로 한국의 다양한 한약재로 치료 한약을 처방, 복용하였으나 차도가 없자 중국 송나라 황실에 도움을 요청했던 것 같습니다.

조선왕조실록에는 침향에 대한 기록이 많이 남아 전해집니다.

특히 세종실록에는 침향의 기록이 22번이나 남아 있는데 이는 장수를 하였지만 많은 자식을 남기고 다양한 성인병으로 고생하였던 세종대왕의 병력과도 관계됩니다.

지금으로 치면 대사성 질환인 비만, 고혈압, 당뇨, 고지혈증 등의 질병과 전립선비대증으로 고생하시던 세종대왕에게 왕실의 어의는 다양한 한약 처방에 침향을 가미하였으며 이로 인하여 세종대왕은 신하들에게 침향의 가격이 아무리 고가라고 하더라도 외국에 나가서 반드시 구해오라는 어명을 내리기도 하였습니다.

또한 숙종은 기력이 쇠하고 정력이 떨어지면 보약 처방에 침향을 가미하여 즐겨 복용하셨으며 전립선비대증 치료에도 침향을 많이 복용하였다고 합니다.

또한 경종은 고질병이었던 간질과 신경쇠약을 치료하기 위해 침향을 복용하였다고 합니다.

한의학 서적에 기록된 최고의 보약 처방을 흔히 〈공진단〉이라고들 합니다.

중국 원나라 시대의 위역림이라는 한의사가 창안한 처방으로 보혈, 보양, 보음의 처방입니다. 원방 공진단에 들어가는 침향, 사향 중 더 효과적인 한약재는 당연 침향입니다.

중국 원나라 시대에 침향은 베트남 등 동남아서 수입하여야 하는 아주 구하기 힘든 한약재였으며, 사향은 비교적 원나라에서 구하기 쉬운 이유로 처방되었으나 현대의 시각으로 본다면 공진단이라는 처방에는 역시 사향보다는 침향을 가미하는 것이 더욱 효과적입니다.

그 이유는 사향에 비해서 침향이 가지고 있는 효능과 효과가 더 광범위하며 뇌혈관, 심혈관, 간기능, 신장 기능, 소화 기능, 비뇨생식기 기능에 침향의 성분과 효과가 더 필요하기 때문입니다.

현재도 공진단은 한의원에서 처방받을 시 1환에 5만 원 이상을 지불해야 하는 아주 비싸고 효과가 뛰어난 한약 처방인데 이 〈공진단〉의 핵심 원료가 바로 침향입니다.

사실 〈공진단〉이라는 최고의 보약은 구성 한약재들이 간단합니다.

· **녹용, 당귀, 산수유, 침향(사향)**

태어날 때부터 체질이 허약한 사람들도 이 공진단을 복용하면 여러 질병을 예방하고 기를 보강할 수 있습니다.

체질이 허약한 아이들, 공부를 위한 체력과 집중력이 필요한 학생들, 수험생들, 스트레스가 심하고 면역력이 저하된 직장인들과 기업인들 그리고 50대 전후의 갱년기 여성들뿐만 아니라 60대 이상의 연로한 어르신들에게 처방하는 최고의 보약이 바로 〈공진단〉입니다.

아마도 중국 황실과 한국 왕들이 가장 즐겨 복용한 보약이 〈공진단〉이 아닐까, 추측하는데 이는 〈공진단〉의 강력한 기혈 보호 효과와 자양 강장 효능 때문입니다.

바로 이 〈공진단〉에 침향을 가미하는 이유는, 침향이 막힌 경락의 기혈 순환을 뚫어주고 기력을 보충해 주며, 심신을 안정시키고, 위로 뜨는 기운을 아래로 내려주며, 모든 약효를 올려주는 신비한 효능 때문입니다.

즉 당신이 한의원에서 처방받아 복용하는 〈공진단〉 그리고 그 안의 〈침향〉이야말로 중국 황실과 한국의 왕들에게 처방하였던 동양 최고 보약의 정수라 할 수 있습니다.

당연히 한국의 한의원에서 한의사 선생님에게 진료받으신 후 처방받는 〈공진단〉은 전문 한의약품으로 이 〈공진단〉에 들어가는 침향은 식약처에서 유일하게 약으로 인정하는 베트남산 크라스나 품종의 침향입니다.

1환에 5만 원 이상의 베트남산 크라스나 침향이 함유된 한의원에서 처방받는 〈공진단〉과 1달분에 5만 원 정도에 구입하실 수 있는 인도네시아산 침향이 함유된 건강식품 〈침향환〉은 그 성분과 효능에서 비교할 수 없는 대상입니다.

현대 과학적 침향의 성분과 효능

오랜 역사를 자랑하는 한의학 그리고 수만 개에 이르는 한약재들이 현대 과학의 도움으로 다양한 성분들과 효과들이 입증되고 있습니다. 그중에서도 동서양을 막론하고 가장 사랑을 받고 역사가 오래된 식물, 장신구, 오일, 향료, 한약재가 바로 천년의 역사를 간직한 침향입니다.

침향이란 침향나무가 외부의 충격이나 공격(벼락을 맞거나, 동물이 뜯거나, 개미가 개미집을 짓는 자연산 충격 또는 사람들이 인위적으로 침향나무에 상처를 내는 인공적인 상처 등)을 받으면 스스로 상처를 치유하기 위하여 분비하는 진액이 오랜 세월 굳어져서 생성된 수지(나무 기름)입니다. 즉 침향나무 자체가 방어물질을 내뿜는 성분의 결정체입니다.

'파이토알렉신'이라는 개념이 식물학에는 있습니다.

식물들이 외부의 침입이나 공격을 받았을 때 식물 스스로 보호 작용으로 합성, 축적되는 "항균성 물질"을 의미하는데 항산화 효과가 뛰어나며 대부분 항균, 항산화 역할을 하는 성분들이 바로 테르페노이드 계열입니다.

또한 침향에는 130여 종의 파이토케미컬이 함유되어 있는데 식물성을 의미하는 파이토와 화학을 의미하는 케미컬의 합성어로 건강에 도움을 줄 수 있는 생리활성을 가진 식물성 성분이 무려 130여 종이나 함유된 것이 바로 침향입니다.

침향의 주요한 성분들은 정유로서 벤질아세톤, P-메톡시벤질아세톤 등으로 알려져 있습니다. 이러한 주요 성분들은 강력한 진정 작용과 세균들을 억제하는 항균 효과들이 있습니다.

침향의 다양한 성분들과 효과들은 유럽, 미국, 중동, 아시아 각국의 과학자들과 의료인들에 의해 연구되고 논문들로 발표되고 있는데 미국 국립보건원에는 침향 관련 연구 논문이 300편 이상 수록되어 있습니다. 그 내용을 정리해 보면 다음과 같습니다.

1. 테르페노이드, 세스퀴테르펜

피톤치드를 이루는 주요 물질로 식물이 주위 환경이나 미생물, 곤충, 동물들에 대한 방어 기능 개념의 물질로 대부분 항염증, 항산화, 항알레르기, 항히스타민 등의 효과를 나타냅니다. 꽃과 허브에서 생성되기도 하며, 인삼의 사포닌 역시 대표적인 테르페노이드 성분입니다. 테르페노이드 성분 중 가장 많은 종류를 차지하는 세스퀴테르펜 성분은 진저, 후추, 케모마일 등 향기가 좋은 식물들과 침향에 함유된 성분으로 침향의 다양한 효과들을 발휘하는 핵심 물질입니다.

2. 침향의 항암효과(쿠쿠르비타신)

· 말레이시아 국제대학교의 논문에 의하면 침향오일이 암치료에 유효한
성분이 있다고 발표
· 미국에서는 침향의 성분 중 쿠쿠르비타신 성분이 암세포를 죽이고, 암
을 치료하며, 암 예방의 효과가 있다고 하여 물질특허를 받음
· 침향의 추출물인 쿠쿠르비타신 성분에는 암세포를 사멸하는 효과가
탁월하며, 면역력 향상 효과가 있습니다.

3. 뇌 보호 효과(델타 구아이엔)

· 각종 신경장애와 뇌경색증을 예방, 치료하는 효과
· 침향오일을 복용하거나 침향의 향기를 맡으면 심신 안정, 눈이 밝아지
는 효과
· 치매 예방 침 치료 효과
· 청소년, 수험생 학습 능력 개선

4. 심신 안정, 스트레스 해소, 정신 집중(아가로스피놀)

· 긴장된 신경을 이완시키고, 심신 안정 효과와 정신 집중 효과가 발
표됨
· 불면증, 우울증, 불안증, 공황장애, ADHD, 분노조절장애 예방 및 치료

효과

· 혈압을 낮추는 효과

침향에 대한 효능을 연구한 해외 논문들을 살펴보면 천연 진정제라는 표현이 많이 나옵니다. 즉, 불면증, 수면장애, 우울증, 공황장애, 분노조절장애 등 신경정신과 질환들과 스트레스로 발생하는 대부분 질환 그리고 신경이 예민해지고 자극을 받아 발생하는 분노조절장애 등의 질병을 치료하는 데 침향의 베타카리오필렌, 델타구아이엔, 아가로스피놀, 진코엘레몰 등의 성분들이 효과를 발휘하는 것입니다.

현대사회가 발달할수록 인간들의 스트레스는 더욱 심해지고 그로 인한 다양한 신경 정신 계통의 질병들은 증가하고 있으며 이를 치료하기 위해 개발되는 항우울제, 수면제 등의 부작용은 계속해서 보고되고 있는 이 시점에 침향, 침향오일의 처방은 현대사회의 희망이 될 수 있습니다.

5. 혈액순환 개선, 심혈관 질환 예방, 치료(베타 셀리넨)

· 혈관 탄력성 개선, 중성지방, 콜레스테롤 저하, 심혈관 질환 예방, 치료
  효과
· 혈액순환 개선 및 면역력 강화효과
· 항염증, 항산화 효과

6. 침향의 신장 부전 치료 효과(베타 셀리넨)

한국 한의학 학술지에 발표된 논문에 의하면 침향에는 만성 신부전 치료

에 유효한 약효성이 있다고 발표함. 신장 기능을 개선하고 전립선염, 전립선비대증 등 소변 관련 질환의 예방 및 치료 효과가 있습니다.

베타 셀리넨은 항산화 작용을 하는 테르페노이드 성분으로 신장의 염증을 완화하는 효과가 있습니다. 현대의학의 신장은 일반적인 약물을 사용하기 아주 까다로운 장기이지만 신부전을 개선하는 효과 덕분에 신장 기능이 저하되거나 만성 신부전증 환자에게도 100% 침향오일을 치료의 개념으로 처방하고 있습니다.

7. 호흡기 강화 및 질환 치료(진코 엘레몰)

호흡기 기능 강화 및 기침, 천식, 기관지염, 만성폐쇄성 폐질환 등 호흡기 질환 치료 효과

8. 당뇨병 예방 및 치료 효과(망기페린)

폴리페놀의 일종인 망기페린 성분은 혈당 수치를 조절하는 효능이 있어 당뇨병을 예방하고 개선하는 효과가 있습니다.

9. 통증 완화, 진정 효과(베타카리오필렌)

정향, 로즈마리 등에도 함유된 성분으로 오래전부터 통증을 완화하고 진정시키는 효과가 있는 물질로 알려져 있습니다. 침향의 톡 쏘는 향을 내는 주요 성분으로 침향, 침향오일이 만성 통증, 다발성 통증, 류머티즘 관절염 등에도 효과적인 이유이기도 합니다.

10. 항균, 항염, 면역력 강화

침향의 다양한 성분 중 리날롤, 오이데스몰, 진코엘레몰, 아가로스피놀 등이 항균, 항염, 면역력 개선 효과가 있습니다. 염증 하면 대부분은 소염제를 떠올리실 수 있지만 현대사회에서 만성 염증, 재발 염증성 질환은 아주 난치성입니다.

만성 비염, 알레르기 비염, 편도염, 중이염, 식도염, 기관지염, 위염, 대장염, 췌장염, 담도염, 여성 질염, 만성 전립선염, 관절염, 강직성 척추염 등등 만성 염증성 질환의 수는 헤아리기도 어렵습니다.

이러한 염증성 질환과 면역력 저하로 발생하는 염증의 재발을 예방하고 치료하는 데 침향, 침향오일의 역할은 상당히 중요하며 현재도 미래에도 우리들의 건강을 위한 방패 역할을 할 것입니다.

암 치료에 효과적인 침향

한국인들의 사망원인 1위 암, 현대의학의 눈부신 발전에도 불구하고 암은 여전히 정복 불가능한 질병으로 인식되고 있으며 실제로 한국인들이 가장 많이 사망하는 질병 원인 1위입니다.

물론 건강검진과 조기진단 덕분에 1, 2, 3기 암들은 수술요법, 항암요법, 방사선요법 등의 치료로 치료 및 완치도 가능한 시대입니다.

그러나 아직도 수술 및 항암치료에 대한 부작용이나 후유증들은 여전히 심각한 상태이며, 암 수술, 항암치료 후 다시 암이 재발한 재발암의 경우 예후가 극히 불량하며, 다른 장기로 전이가 된 4기 암의 경우 현재까지도 현대의학에서는 호전 및 치료가 불가능합니다.

침향의 정유 성분인 쿠쿠르비타신은 암세포의 증식과 전이를 억제하여 암세포를 사멸하는 효과가 탁월하다는 연구 결과가 있으며, 암 발생 위험도를 낮추는 데 도움이 되는 것으로 알려졌습니다. 특히 미국 특허청은 침향을 이용하여 암세포를 죽이거나 치료하는 치료법을 특허 승인하고 특허 번호를 부여하기도 했습니다.

〈Alexandria Journal of Medicine〉에 수록된 침향오일의 항암효과 논문을 살펴보면 크라스나 품종의 침향을 이용하여 만든 침향오일이 췌장암 세포에 대한 강력한 세포독성을 보여 항 췌장암 효과를 보고하였습니다.

〈중국 난징대 생명과학대학과 심천 약학대학 논문〉에는 침향오일이 대부분 인간 암세포에 대한 항암효과가 있으며 특히 유방암 세포에 탁월한 항암효과가 발표되었습니다. 또한 폐암 치료에도 응용할 수 있는 정도의 효과를 입증하였습니다.

〈미국 국립보건원 수록 논문〉에는 침향오일을 이용한 유방암 세포에 대한 항암효과를 발표한 논문이 소개되어 있습니다. 침향오일의 항암효과를 세스퀘테르테노이드 화합물의 존재에 기인할 수도 있다는 의견을 제시했습니다.

〈BMC 보완 및 대체의학 저널〉에 수록된 논문에는 침향오일의 독성을, 쥐들을 이용하여 연구, 침향오일의 독성이 없음과 안전한 물질임을 발표하였으며, 대장암 세포에 대한 성장억제 효과를 입증하여 대장암 치료에 사용 가능하다는 의견을 제시하였습니다.

〈약물 발견 및 생물의학 과학의 진전 저널〉에 수록된 논문에는 침향오일이 유방암 세포(MCF-7)에 대한 암세포 파괴 효과 및 성장억제 효과를 발표하였습니다.

〈Research Square 저널〉에 수록된 논문에는 침향오일이 흑색종, 간암, 유방 선암 등에 항암효과가 있으며 특히 침향오일의 세스퀴테르펜과 세스퀴테르페노이드 성분의 효과로 항암효과를 설명하고 있습니다.

암을 치료하고 있는 한국의 임상 한의사 입장에서는 암 환자에게 암 극복을 위하여 가장 중요한 사항 3가지가 바로 항암효과, 심신 안정(교감신경 안정화, NK세포 활성도 증가), 기력 증진입니다.

암세포를 파괴하고 암 종양의 크기를 줄이는 항암효과는 제가 이미 청담인 한의원에서 처방하는 법제 운모가루도 뛰어나지만 침향오일은 이러한 항암효과 이외에 심신 안정과 기력 증진의 효과를 포함하고 있어 이 2가지 한약을 암 환자들에게 또는 암 예방 및 재발 방지를 위한 환자들에게 처방하고 있습니다.

침향오일의 항암효과와 항암 성분들은 위에 기술한 바와 같으며, 암 환자들이 암에 대한 불안과 공포, 우울로 인하여 식욕이 저하되고, 잠을 잘 자지 못하며 이로 인하여 교감신경이 항진되면 항암의 필수 요소인 NK세포 활성도가 떨어진다는 사실이 문제입니다.

이러한 암과 미래에 대한 불안감을 완화하고 숙면을 유도하며 흥분된 교감신경을 완화하는 침향오일의 효과는 항암효과 못지않게 암 환자들에게 매우 필요한 효능입니다.

또한 암 수술 및 항암치료, 방사선 치료를 이겨내기 위해서는 반드시 필요한 것이 바로 체력, 기력입니다. 수천 년 전부터 황제와 왕들의 자양강장제로 전해져 내려오는 침향오일의 기력 강화, 면역력 개선 효과는 암과 싸우고 있는 암 환자들의 치료에도 필수 요소입니다.

결론적으로 서울 강남역 〈청담인 한의원〉에서 암 환자, 재발암 환자, 항암치료 중인 환자들에게 법제 운모가루와 베트남산 A등급 100% 침향오일을 처방하는 이유는 바로 암세포와 암 종양을 파괴하는 항암효과뿐만 아니라 NK세포 활성도를 증가시키고 암을 극복하기 위한 기초체력까지 고려한 한의학적 항암치료 처방인 것입니다.

법제 운모가루는 국립의대 실험 결과 NK세포 활성도를 증가시켜 암 종양의 크기를 줄이고, 암세포를 파괴하며 신생혈관 생성 억제 효과가 뛰어나 한방 암치료에 적극 처방할 수 있다는 논문이 국제학술지에 수록되었으며, 베트남산 침향오일의 항암효과 역시 해외 많은 의학저널에 그 실험 결과와 효과들이 수록되어 있습니다.

1, 2, 3기 암 환자들은 현대의학적 치료를 적극적으로 받으시면서 부족한 부분은 법제 운모가루와 침향오일의 도움을 받으시고, 현대의학에서 치료가 불가능하다고 판단하는 4기 암 환자들의 경우에는 삶의 질 향상과 잔여 수명 연장을 위한 좋은 방편으로 법제 운모가루와 침향오일 복용을 권장해 드립니다.

참고로 법제 운모가루와 베트남산 100% A등급 침향오일은 서울 강남역 〈청담인 한의원 : 02 3448 2075〉에서 처방받으실 수 있으니 전화 상담 주시면 됩니다.

심혈관 질환(고혈압, 고지혈증, 당뇨) 예방과 치료 침향

전 세계 사람들의 사망원인 1위, 한국인의 사망원인 2위를 차지하는 심혈관 질환은 흔히 소리 없는 살인자라는 별명을 가지고 있습니다. 그만큼 사전에 특별한 증상이나 통증 없이도 갑작스럽게 발병하며, 소리 없이 수년, 수십 년 동안 서서히 진행되며 급작스럽게 발병하는 특징이 있습니다.

침향, 침향오일은 심혈관 질환을 예방하고 치료하는 효과가 탁월하며 혈액순환을 개선하여 우리 몸 안에서 발생하는 다양한 증상과 질병을 치료하는 효과가 있습니다.

1) 고혈압

국내 고혈압 환자 수는 745만 명 정도이며 이는 총인구의 15%를 차지한다고 합니다.

당신도 혈압약을 복용 중이신가요? 오늘 아침에 복용한 혈압약의 효과는 언제까지인가요?

이 질문에 대하여 여러분들도 대답을 어렵지 않게 하실 겁니다. 오늘 아침에 복용한 혈압약의 효과는 고혈압을 치료하고 완치하는 효과가 아니라 24시간 동안만, 이뇨 효과를 통해 혈압을 일시적으로 낮추는 효과만 가지고 있는 것입니다.

즉, 고혈압약은 고혈압에 대한 치료와 완치를 위한 약이 아니라 매일, 평생을 복용해야 하는 임시방편적 성격이 강하며 오랜 기간 고혈압 약을 복용하게 되면 혈압은 하루하루 동안만 조절이 되지만 동맥경화 현상이 진행되어 결국 나중에는 심혈관 질환이 발생할 수 있다는 사실은 이미 상식이 되어 버렸습니다.

침향과 침향오일에는 혈관을 확장하고, 혈액을 맑게 하는 성분들이 많이 함유되어 예전부터 혈액순환 장애와 고혈압, 동맥경화를 예방 치료하는 한약재로 처방되어 내려왔으며, 현대 과학적 연구 결과와 논문들에서도 고혈압과 동맥경화를 예방, 치료하는 효과와 성분들이 발표되고 있습니다.

2) 고지혈증

국내 고지혈증 환자 수는 282만 명으로 4년 전보다 무려 40% 이상이 증가했다는 발표가 있습니다. 특히 30세 이상 성인에 있어서는 50%가량이 고지혈증을 가지고 있습니다.

고지혈증이란 혈중 지방이 필요 이상으로 높아진 상태이며 동맥경화, 고혈압, 심근경색, 뇌졸중의 원인이기 때문에 적극적인 관리와 예방 및 치료가 필요합니다.

총콜레스테롤은 200 이하, LDL 콜레스테롤은 100 이하, 중성지방은

150 이하가 정상입니다.

특히 높은 콜레스테롤 수치는 비만이나 식사패턴보다는 유전적인 영향이 강하여 유전과 가족력을 반드시 체크해야 하며, 중성지방의 경우 비만, 식이요법 조절이 필요한 부분입니다.

유전과 가족력이 강하게 작용하는 경우 고지혈증 약을 복용해도 심장질환이나 뇌졸중 같은 심혈관 질환이 발생하며 또한 재발됩니다.

침향과 침향오일의 다양한 성분들은 피를 맑게 하고, 혈관 내 콜레스테롤과 중성지방을 제거하며 막힌 혈관을 뚫어주는 효과가 있어 고지혈증 예방 및 심혈관 질환 치료와 재발 방지를 위해 꾸준히 섭취하는 방법을 권장합니다.

3) 당뇨

국내 당뇨환자 수가 600만 명을 넘어 당뇨병 관리에 비상이 걸렸다고 합니다. 특히 당뇨 전 단계 인구가 1,600만 명인 점을 고려하면 약 2,000만 명 이상의 한국인들이 당뇨 비상이라는 현실입니다.

현재까지는 불행하게도 당뇨병을 완치시킬 수 있는 약은 없으며, 당뇨약 복용과 인슐린 주사 치료를 통해 혈당을 매일매일 조절하는 치료가 유일합니다.

그러나 문제는 당뇨약을 수년, 수십 년 복용을 해도 당뇨합병증이 오는 걸 막을 수 없으며 많은 당뇨병 환자들이 당뇨합병증 문제로 심한 투병 생활을 한다는 점입니다.

과거에는 인슐린 수치에만 관심이 집중되었으나 최근에는 당뇨병 발병 원인을 췌장의 만성염증으로 인식하여 체내의 만성염증을 예방하고 치료하는 개념으로 당뇨병을 재조명하고 있습니다.

　침향, 침향오일의 망기페린 성분이 혈당 수치를 내려주고, 급격한 혈당 수치 상승을 막아주며 침향에 함유된 다양한 천연 물질들이 항염, 항염증 효과가 뛰어나 체내 염증 예방 및 만성염증 치료에 효과적이며, 말초 혈액 순환 개선 효과는 당뇨병으로 인해 발생하는 당뇨합병증의 예방과 치료에도 효과적이니 당뇨 전단계와 당뇨병 환자 그리고 당뇨합병증으로 고생하는 환자들에게 침향, 침향오일을 적극 추천해 드립니다.

　현대의학의 발전과 선진적인 한국의 의료제도에 의하여 심혈관 질환 환자들도 급성기에 사망하는 케이스보다는 생명은 구하지만, 후유장애로 사망하는 그날까지 오랜 기간 후유증에 시달리는 케이스들이 훨씬 많아졌습니다.

　100세까지 살아가는 장수도 중요하지만, 사는 날까지 건강하게 자유롭게 활동하며 생활하는 것을 더욱 중요하게 생각하는 시대입니다.

　혹시라도 유전적인 영향과 심혈관 질환에 대한 가족력이 있는 분들은 본인과 가족들 그리고 자제분들의 건강을 위하여 정기적인 건강검진과 더불어 미래의 건강에 대한 대책을 지금부터 준비하셔야 합니다.

오메가 3 부작용과 침향오일

 1970년대 덴마크 의학자들은 에스키모인들이 육식 위주의 식생활을 하면서도 심혈관 질환 유병률이 낮다는 통계를 통해서 에스키모인들의 식생활을 연구하여 어류에 풍부한 오메가3 성분이 인체 내에서는 자연 생성이 안 되지만 이를 섭취하면 심혈관 질환을 예방한다는 사실을 밝혀냈습니다.

 그 이후로 수많은 연구를 통해서 입증된 오메가3는 연질캡슐 형태의 어류 오메가 3 제품으로 탄생하여 수십 년 이상 전 세계인들이 가장 많이 섭취하는 건강식품 1위의 자리를 차지하게 되었습니다.

 그러나 최근에 발표된 여러 가지 연구 결과들을 살펴보면 어류에서 추출한 오메가3의 미미한 효과와 더불어 각종 부작용(심방세동, 부정맥, 뇌졸중 등)을 발생시킨다는 논문들이 발표되면서 전 세계인들이 충격으로 받아들이고 있습니다.

 한국에서도 고지혈증 환자들이 급증하면서 고지혈증약을 복용하면 콜레스테롤 수치는 조절이 되지만 중성지방 수치가 잘 낮아지지 않아 고지혈증

약을 처방 시 어류 오메가3를 함께 처방하였으며 약국이나 인터넷을 통하여 많은 한국인도 심혈관 질환 예방과 치료 목적으로 어류 오메가3를 복용해 오고 있습니다.

여러 가지 형식으로 발표된 오메가3에 대한 무작위 메타분석 결과 오메가3가 심혈관 사망 예방에 도움이 되지 않는다고 결론이 나왔으며, 2023년 미국심장의학회의 발표를 보면 오메가3 지방산이 만성 관상동맥질환 환자의 심혈관 질환 위험을 낮추는 데 도움이 되지 않는다는 공식 발표도 있었습니다.

또한 미국, 영국 공동 연구팀이 "영국의학저널"에 발표한 논문을 보면 41만 명을 대상으로 12년간 오메가3 복용환자들을 추적 관찰한 결과 복용하지 않는 일반인들에 비해서 오메가3 복용자들은 심방세동은 13%, 뇌졸중은 5% 오히려 발생위험이 증가한 것으로 발표되어 충격을 주고 있습니다.

이제 한국 식약처는 유럽의약품청의 안전성 정보검토 결과를 토대로 어류 오메가3에 대한 부작용을 공식적으로 발표하였습니다.

의학의 이론과 학설은 발표가 된 이후로 세월이 지나면서 정반대되는 사실과 논문들이 발표되기도 하는데 1950년대 암 환자 치료를 위해 처방하던 항암제들은 독약 성분으로 오히려 암 환자들의 잔여 수명을 낮춘 결과가 있으며, 1990년대 한국의 중년 여성들에게 선풍적인 인기를 끌었던 여성호르몬 제제는 수년이 지난 후에 미국 FDA에 의해 유방암, 자궁암 발생 확률이 올라간다는 발표 이후로 복용과 주사 치료가 매우 조심스러워졌던 결과들이 있습니다.

현재까지는 정확지는 않으나 어류에서 추출한 오메가3 성분 중 일부가 오히려 심장에 부담을 주며, 심혈관에 나쁜 영향을 발생시켜 부정맥과 뇌졸중 위험도를 상승시키는 것으로 판단하고 있습니다.

침향, 침향오일은 오래전부터 피를 맑게 하고 막힌 혈관을 뚫어주며 혈액순환을 개선하고 심혈관 질환을 예방하는 효과가 알려져 있습니다. 또한 침향, 침향오일에 함유된 식물성 오메가3 성분은 여전히 중성지방 수치를 낮추고 심혈관 질환을 예방, 치료하는 효과가 뛰어나기에 향후 전 세계인, 한국인들에게 어류 오메가3를 대체하는 건강식품 및 치료용 약으로 주목받을 것입니다.

특히 식물성 오일류인 침향오일, 올리브 오일, 참기름, 들기름 같은 오일류는 복용 시 소장에서 체내로 바로 흡수되며, 식물성 오메가3가 풍부하여 어류 오메가3의 훌륭한 대용품이 될 수 있습니다. 다만 가격이 비싸다는 단 한 가지 단점이 있지만, 언제나 값싸고 좋은 제품은 드물며 특히 우리가 건강을 위해 복용하는 건강식품이나 약 종류는 그 가격을 떠나서 효능과 부작용을 반드시 먼저 체크할 필요가 있습니다.

우울증, 불면증, 분노조절장애, ADHD 등
신경정신질환과 침향

현대인들을 가장 힘들게 하는 질병이 바로 신경정신질환 아닐까요?

치료와 완치의 개념이 거의 없으며 호전과 악화를 반복하기도 하고 재발이 용이하며 외부 환경에 의해 급격히 악화하기도 합니다.

병원과 의사는 환자의 생활환경이나 스트레스 요인 등 근본적인 원인제거를 할 수 없기에 그저 증상을 완화하고, 안정시키고, 몸과 마음을 둔하게 만드는 약을 처방하는 방법밖에는 없는 실정입니다.

당신은 상식적으로 우울증, 불면증, 분노조절장애, 조현병 등 신경정신질환에 처방되는 다양한 약들의 효과보다는 부작용에 대해 더 잘 알지도 모릅니다.

고대 중국 한의학 문헌들에는 침향은 "나쁜 기운을 제거하고 사람을 깨우게 하는 향기"라고 기록되어 수면을 개선하는 효과를 강조하고 있으며, 불안, 우울증, 불면증과 관련된 정신질환에 우수한 치료 효과를 소개하고 있습니다.

이러한 다양하고 치료가 어려운 신경정신질환의 예방과 치료에 수천 년 전부터 전해져 내려오는 천연 신경안정제, 심신 이완 효과가 강력한 침향, 침향오일을 대안으로 제시합니다.

1) 우울증

우울증을 현대의학에서는 뇌 내 행복 호르몬이라 불리는 세로토닌의 부족으로 인식하고 있습니다. 이런 이유로 대표적인 항우울제 프로작은 뇌에서 세로토닌 재흡수를 억제하는 효능을 가지고 있습니다. 그러나 프로작의 대표적인 부작용이 자살 충동 증가라는 사실을 알고 있는 일반인들은 그리 많지 않은 실정입니다.

과연 우울증의 마지막이라 불리는 자살이라는 행동은 우울증의 결과인지 아니면 프로작이라는 전 세계적으로 가장 많이 판매되고 있는 항우울제의 부작용인지에 대한 논란은 아직도 이어지고 있습니다.

또한 우울증 환자의 약 절반은 첫 번째 약 투여 후 효과가 없으며 후속 치료도 유망하지 않다고 합니다. 따라서 새롭고 효과적인 항우울제를 찾는 것이 여전히 중요합니다.

또 한 가지는 여전히 병원과 의사들은 환자가 우울증이 발병하는 근본 원인(주위 환경, 가족, 친구, 직장, 금전 문제 등)을 해결해 주는 게 불가능하기에 단순히 약물 투여를 통해 우울증을 조절하고 악화하는 걸 막는 정도의 치료를 시행합니다.

해외에서 동물실험을 통해 침향과 침향오일의 우울증 극복 및 치료 효과를 발표하고 있습니다. 스트레스를 유발한 생쥐에서 침향오일을 먹인 후 결과를 측정해 보니 침향오일이 파록세틴과 유사한 항우울 효능이 나타났습니다. 이는 침향오일이 우수한 항우울제 효과가 있다고 확인할 수 있는 실험이었습니다.

또한 우울증 환자 40명을 대상으로 시행한 침향의 향기를 이용한 아로마 테라피 실험에서는 침향의 향기를 이용한 치료군의 총유효율은 85%, 대조군의 총유효율은 55%로 나타났습니다. 이는 침향오일을 이용한 아로마 테라피가 우울증 환자의 임상 증상을 개선하고 CES-D(Depression Scale) 및 HAMD(Hamilton Depression Scale) 점수를 감소시키는 데 효과적인 것을 증명하며 결과적으로 침향오일을 이용한 향기요법이 우울증을 개선한다는 임상시험 논문입니다.

침향은 천상의 향기라 불리고 심신을 안정시키고 우울증을 예방, 치료하는 효과가 뛰어납니다. 침향으로 만든 향신료를 사용하거나, 침향오일을 복용하거나 몸과 의복에 뿌리는 방법 그리고 한약재에 침향을 가미하여 복용하는 방법 등이 추천되는데, 침향이 가지고 있는 다양한 향기와 성분 덕분에 흥분된 교감신경이 안정되고 심신이 이완되며 우울한 마음에서의 탈출을 도와주는 효과 등이 보고되고 있어 앞으로 우울증 극복을 위한 치료제로 각광받을 것입니다.

만약 침향의 향기와 침향과 침향오일의 복용이 당신의 우울한 마음을 긍정적인 마음으로 변화시키면서, 부작용이나 의존성이 없다면 당신은 오늘 당장 항우울제 복용을 중단하고 침향오일 복용을 시작해야 합니다.

2) 불면증

현대인들을 가장 괴롭히는 질병 중 하나가 바로 불면증입니다.

주위를 둘러보면 수면제를 복용하는 지인들이 많으며 대부분 수면제 복용 이후에 잠을 자면서 여러 번 잠에서 깨어나기도 하고, 짧은 수면 시간에 피로를 호소하기도 하며, 과도한 수면제 복용으로 활동 시간에 정신이 멍하다는 부작용을 호소하기도 합니다. 물론 수면제의 내성으로 오랜 기간 수면제를 복용 시에는 점차 수면제의 용량이 늘어나기도 하고, 약의 종류가 많아지기도 합니다.

이러한 불면증 약물들의 부작용 이외에도 장기적인 수면제를 이용한 불면증 치료에 약물 저항성, 중독성 등의 문제가 발생합니다. 그러나 대조적으로 침향은 약물 저항성이 거의 없는 전통적인 진정제 및 수면제 효과를 발휘합니다.

침향이 가지고 있는 심신 안정 성분과 효과는 불면증에 시달리는 많은 사람에게 숙면을 유도하고 수면제의 부작용에서 탈출할 수 있는 길을 열어 줍니다.

침향으로 만든 장신구를 간직하거나, 침향오일을 약으로 복용하거나, 침향이 함유된 한약이나 차를 복용하는 방법 또는 침향으로 만들어진 침구류를 사용하거나 침향오일을 침구류에 바르는 방식 등 다양한 방법들이 연구되고 있으며 임상에서 사용되고 있습니다.

중국에서 발표된 침향오일을 이용한 진정-수면 효과를 연구한 동물실험 논문을 살펴보면 침향의 진정 효과뿐만 아니라 수면 시간과 수면의 질 향상에 효과적이며, 이러한 효과는 GABA A 수용체에 작용하고 유전자 전사를 촉진하며 Cl 유입을 증가시키기 때문입니다.

또 다른 불면증 환자 120명을 대상으로 시행된 임상시험에서는 매일 밤 잠자리에 들기 전에 침향오일로 훈증하고 대조군은 수면에 영향을 주지 않는 프로판올로 훈증을 한 결과, 침향오일 훈증 처리가 수면의 질을 크게 향상하고 중증도를 감소시키는 것을 발견했습니다. 불면증 환자의 불면증을 개선할 수 있을 뿐만 아니라 불안, 우울증 등의 기분장애를 개선할 수 있었습니다.

위의 연구에 따르면 침향오일은 부작용이 적고 약물 저항성이 크지 않아 상당한 진정-수면 효과가 있어 불면증에 대한 효과적인 대체 치료법이 되는 것으로 나타났으며, 침향오일이 상당한 수면 및 진정 효과(불안 완화제, 항우울제, 숙면 촉진제)가 있어 수면 및 진정 효과에 대한 물질적 기반이 될 수 있으며 새로운 향정신성 약물로 개발될 가능성이 높습니다.

제 사례를 보면 얼마 전 안사람이 친한 의사 선생님에게 약간의 수면제를 처방받아 며칠간 복용한 적이 있습니다. 그 며칠간 안사람은 수면의 시간은 증가하였으나 낮시간에 무기력과 우울감을 호소하여 결국은 수면제 복용을 중단하고 그 후로 잠자리에 들기 전에 따뜻한 물 한 잔에 침향오일 한 방울을 타서 복용하고 있으며 현재는 편안한 수면을 경험하고 있습니다.

친분이 있던 의사 선생님은 본인의 불면증 경험과 수면제 복용 경험이 아니라 책과 논문에서 인지한 지식을 토대로 수면제를 처방하셨을 것입니다. 그러나 예민한 일부 환자들은 수면제 성분 중 일부에 의하여 다음날부터 몸과 마음의 이상을 호소하기도 합니다.

이러한 경험들이 있으시다면, 수면제 복용을 최소한으로 제한하면서 자연의 선물인 침향오일을 자기 전에 한 잔씩 섭취해 보세요.

3) 불안증, 공황장애

불안의 원인은 다양하며, 일반적으로 붕안 장애는 GABA 및 모노아민성 신경전달물질의 감소 등 불안 과정을 조절하는 중추신경계의 장애로 인해 발생하며, 그 결과 신경전달물질 시스템의 기능 장애가 발생한다고 알려져 있습니다. 또한 불안 상태의 악화는 공황장애를 유발하는 핵심 원인입니다.

장기간의 불안을 가진 환자의 치료에 있어서는 기존 약물의 부작용 문제를 고려해야 하며 많은 불안 장애, 공황장애 환자들이 심리상담, 이완요법, 침술요법, 아로마 테라피 등 장기적으로 효과적인 치료법을 선호하고 있습니다.

만성 억제 스트레스(CRS)는 심리적, 생리적 스트레스 반응을 유도하기 위해 일반적으로 사용되는 방법으로, 이는 신경계 및 내분비계에 다양한 행동 및 생리적 변화를 일으킬 수 있으며, 연구 결과에 따르면 스트레스가 많은 상황이 불안을 유발할 수 있음이 입증되었습니다. 해외에서 실험된 논문을 살펴보면 스트레스를 유발한 쥐를 억제하여 인위적으로 동물의 불안 상태를 만든 후 침향오일을 투여하여 생쥐의 불안 증상을 개선하여 침향오일의 상당한 항불안 효과를 입증하였습니다.

또 다른 동물실험에서는 침향오일이 생쥐의 자발적인 움직임을 감소시키는 효과가 있었고 펜토바르비탈 나트륨으로 유도된 수면 시간을 유의하게 연장하였습니다.

이러한 결과는 침향오일이 강력한 중추신경계 억제 효과가 있으며, 중추 신경계 활성을 억제하여 클로르프로마진과 유사한 진정 효과가 있음을 증명합니다.

또한 최근에는 침향에서 분리한 특정 성정 성분으로 만든 항 범불안장애 약물인 부아가푸란(Buagafuran)이 2a상 임상시험을 완료하였습니다. 이러한 신약 개발 진행 과정을 살펴보면 침향오일의 여러 가지 단위체 화합물이 상당한 항불안 활성을 가지고 있는 것이 분명합니다.

4) 분노조절장애

현대 사회에서 가장 문제시되는 질환 중 하나가 바로 분노조절장애입니다. 순간의 화를 참지 못하고 분노를 조절하지 못하여 발생하는 많은 끔찍한 사건들을 기억하시죠?

이런 경우 신경을 안정시키거나 뇌 기능을 떨어뜨리는 약물 등을 이용하여 분노조절장애를 치료하고 있지만 그 효과와 부작용에 대해선 아직도 논란이 많은 실정입니다.

한의학적으로 분노(화병)는 기운의 역상(거꾸로 올라감)에 기인합니다.

침향과 침향오일은 심신 안정 효과 이외에 위로 역상하는 기운을 아래로 내려주는 효과가 있기에 평상시 꾸준하게 침향의 향기와 가깝게 지내거나 침향오일을 약으로 복용하면 순간적으로 치밀어 오르는 화를 참을 수 있는 능력이 향상되며 분노조절장애로 인하여 발생하는 많은 사건과 사고를 예방할 수 있습니다.

만약 당신이 또는 당신의 가족들이 분노조절장애로 힘들어하고 있다면 지금 당장 침향 장신구나 침향오일을 선물하시고 사용케 하시는 방법을 추천해 드립니다.

5) 조현병

조현병이란 단어가 생소하게 들리는 분들도 계시지만 가족이나 지인 중 조현병 환자가 있어 오랜 기간 고통 속에서 생활해 오는 분들도 있습니다.

조현병이란 망상, 환청, 이상행동 등이 발생하는 정신분열증으로 뇌에서 분비되는 신경전달물질인 도파민 성분이 과분비되어 발생하는 것으로 판단하며 이외에도 뇌 기능 이상, 유전적 요인, 환경적 요인에 의해서 발병한다고 합니다.

약물치료가 필수적이지만 부작용 역시 만만치 않은 실정이라 초기 조현병 환자들이나 조현병 의심 환자들 그리고 이미 중등도 이상으로 진행된 조현병 환자들에게 현대의학적 약물치료 외에 뇌 기능을 활성화하여 정상으로 회복시키는 데 도움을 주는 침향과 침향오일은 조현병 예방과 치료에 대체재가 될 수 있습니다.

물론 현재까지 조현병 치료에 침향, 침향오일이 탁월한 효과가 있다는 연구 결과는 없지만 몸안의 나쁜 기운을 몰아내고, 기운을 안정시키며 심신 이완 효과가 있는 천년의 향기 침향은 침향차 복용, 침향오일 복용 등의 방법으로 조현병 예방 및 치료에 또 다른 선택이 될 수 있습니다.

6) ADHD(주의력 결핍 과잉행동장애)

아이들을 키우는 부모님 입장에서 한 번쯤 우리 아이들이 혹시 ADHD(주의력 결핍 과잉 행동장애)가 아닐까, 하는 걱정을 하는 경우들이 많습니다.

인터넷과 스마트폰 그리고 PC 게임 등 외부적 자극 요인 그리고 인스턴트 음식 섭취 등의 환경적 요인과 유전적 요인들에 의해 발생하는 ADHD 질환은 약물치료와 심리상담을 통해서도 그 호전 속도가 매우 느리거나 자주 재발하는 특징이 있습니다.

여기서 중요한 부분이 바로 심신의 안정 및 정신 집중 그리고 교감신경의 안정화입니다.

바로 세계 3대 종교에서 침향을 수천 년 전부터 귀하게 전해 내려오는 부분과 일맥상통합니다. 불교와 유교에서는 침향나무에 불을 피워 향기를 이용하며, 천주교와 기독교에서는 침향으로 만들어진 십자가를 기도할 때 사용합니다. 마음이 편안해지고 정신이 집중되며 피로를 덜 느끼게 해주는 침향의 효과를 바로 인정하기 때문입니다.

주의가 산만하고, 집중을 못 하는 아이들을 강제적으로 변하게 만들 수는 없습니다.

대신 아이들의 침구류에 침향오일을 떨어뜨려 주어 잠을 자면서 심신을 안정시키는 침향의 향기를 지속적으로 흡수시키고, 침향오일을 물에 타서 복용시키고 침향 장신구를 몸에 지니게 함으로써 자연스럽게 침향을 접하게 하여 점차 과흥분된 몸과 마음을 안정시키면 ADHD 증상에서 탈출이 가능하며, 특히 공부에 집중력과 체력이 필요한 학생, 수험생들에게도 침향은 최선의 도움 방법이 될 것입니다.

제가 진료하는 서울 강남역 〈청담인 한의원〉에서는 다양한 신경정신질환 환자들에게 기본적인 침 치료, 약침 치료, 한약 처방 이외에도 공법지도

(기치료)를 특화하여 치료법으로 시행 중이며 특히 침향이 포함된 한약 처방, 침향오일, 침향차, 침향 장신구 등을 이용하여 다양한 신경정신질환을 예방, 치료하고 있으며 효과적인 치료 케이스들을 보유하고 있습니다.

신경 정신 계통 약물들의 효과와 심각한 부작용들에 대해 이미 알고 계신다면 이제는 자연의 선물, 천연물이면서 식물, 식물성 기름 성분인 침향, 100% 침향오일 복용을 추천드립니다.

남성 전립선, 성기능, 정력과 침향

성인 남성 중 30대부터 10명 중 1명이 전립선염으로 고생하고 있으며, 50대에는 10명 중 5명이, 60대 이상에서는 10명 중 6명 이상이 전립선비대증으로 힘들어한다는 통계가 있습니다.

이 정도면 생각보다 많은 남성들이 전립선으로 힘들어하고 있는 것인데요, 예나 지금이나 30대부터 90대까지 남자들을 힘들게 하는 증상이 바로 전립선 질환입니다.

이러한 전립선 질환과 성기능 저하, 정력 감퇴 등을 극복하기 위하여 수천 년 전부터 황제들과 왕들 그리고 귀족들은 침향을 상시 복용한 기록들이 전해져 내려오니 현대의학의 한계를 침향과 한의학으로 극복하는 것을 추천해 드립니다.

1) 전립선염

30대부터 50대 남성들에게 많이 발생하는 전립선염은 사실 10% 정도만

항생제 복용으로 치료가 가능한 세균성 전립선염이며 나머지 90%는 만성 비세균성 전립선염 또는 만성골반통증증후군이라 불리는 질환입니다.

잦은 소변, 소변 시 통증, 남성 회음부 통증, 고환통증, 사타구니 통증 및 조루, 발기부전을 유발하는 만성전립선염은 항생제, 소염진통제 효과가 미미하기에 미국 등 의료 선진국에서는 전립선마사지와 스트레칭 등 비약물성 치료를 시행하고 있습니다.

제가 진료하는 서울 강남역에 위치한 〈청담인 한의원〉에서는 전립선 봉침 치료, 특허받은 봉독 크림, 특허받은 전립선마사지기 〈위너포맨〉 등의 특수한 치료법과 동반하여 침향환, 침향오일 등을 처방합니다.

침향은 오래전부터 남성 신기능(성기능, 전립선, 신장 기능 등)을 강화하는 명약으로 전해져 내려오며, 현대과학적으로는 식물성 오일에 함유된 염증 치료 효과들이 만성전립선염의 소변 증상과 다양한 부위의 통증 증상을 완화합니다.

2) 전립선비대증

100세 시대를 맞이하여 남자들에게 가장 큰 고민 중 하나가 바로 전립선비대증입니다.

남성 호르몬과 노화로 발생하는 전립선비대증은 잦은 소변, 야간뇨, 잔뇨감, 급박뇨, 지연뇨 증상과 더불어 성기능 저하, 발기부전을 유발하는, 그야말로 50대 이상 남자들의 삶의 질을 떨어뜨리는 무서운 질병입니다.

양약은 한번 복용을 시작하면 평생 복용해야 하며 성기능 저하 같은 부작용이 동반되고, 전립선비대증 수술요법은 아직도 요실금 같은 부작용이 우려되는 실정입니다.

제가 진료하는 〈청담인 한의원〉에서는 전립선 봉침 치료, 평상시 남성 회음부 부위에 특허받은 봉독 크림을 바르고 가볍게 마사지를 한 후에, 특허받은 전립선마사지기 〈위너포맨〉을 하루 2~3번 꾸준히 사용하여 긴장된 남성 전립선 부위를 이완시키며, 봉독 성분을, 피부를 통해 흡수되게 하여 남성 전립선 부위의 염증 치료, 혈액순환 개선, 이완 등을 권해드리고 있습니다. 중국의 황제들과 한국의 왕 중 특히 세종대왕이 침향을 사랑하고 늘 복용했던 중요한 이유는 바로 전립선비대증으로 인한 소변 증상과 성기능 저하 문제입니다.

침향의 다양한 성분과 효과 중 남성 전립선 개선과 성기능 강화는 침향의 핵심 효과라고 할 수 있습니다.

〈청담인 한의원〉에서도 전립선비대증, 성기능 저하, 정력 감퇴 남성 환자들에게 기존의 치료법들 외에 침향오일과 침향환 그리고 침향 처방을 하는 이유는 바로 노화에 따른 전립선과 성기능 저하 문제를 해결하기 위한 최적의 치료법이기 때문입니다.

3) 발기부전, 발기력 저하

대부분 남성은 술자리에서 친구들에게는 누구나 본인이 슈퍼맨이라고 자랑들을 하지만, 실제로는 성인 남성 3명 중 1명이 조루, 10명 중 1명이 발기부전으로 힘들어한다는 통계가 있습니다. 물론 비아그라의 개발과 조루 수술요법의 시행 등으로 많은 남자들이 혜택을 받고 있기는 하지만 발기부전치료제를 복용해도 여전히 발기가 잘 안 되고, 발기 유지력에 문제가 있으며 조루 수술 후에도 시간 연장이 안 되어 고민하는 남성들도 많습니다.

제가 진료하는 〈청담인 한의원〉에서는 남성 성기에 시술하는 봉침 치료와 성기에 바르는 특허받은 봉독 크림 그리고 캡슐 한약과 침향환, 침향오일, 침향 한약 처방 등을 이용하여 남성 질환을 특화하여 진료 중입니다.

수천 년의 역사를 자랑하는 남성 봉침 치료는 오래전에는 살아 있는 벌을 직접 남성 성기에 쏘이는 방법을 사용하였으나 현재는 벌에서 봉독 성분만 추출하여 알레르기 인자를 제거한 후 안전한 약침액으로 만들어 1회용 주사기를 사용하여 남성 귀두, 성기 피하, 회음부위, 경혈 자리에 시술합니다. 봉독이 남성 성기 피부 아래로 주입되면 해면체의 혈액순환과 혈관 탄력성을 개선하여 발기력 저하와 발기부전 치료에 탁월한 효과를 발휘합니다.

또한 황제들의 자양강장제라고 전해 내려오는 침향은 남성 성기 혈관 내 노폐물을 제거하며 막힌 혈관을 뚫어주는 혈관 청소부 역할을 하여 성관계 시 남성 성기로 유입되는 혈액의 양을 극대화하여 발기부전을 치료해 줍니다.

평상시 꾸준히 침향환이나 침향오일을 복용하고, 성관계 30분 전에 침향오일을 섭취하는 방식을 남성 성기 봉침 치료와 병행한다면 당신도 고대 중국의 황제들 같은 파워를 가지실 수 있습니다.

4) 조루, 빠른 사정

한국 성인 남자들의 평균 사정시간은 삽입 후 5분 내외라고 합니다. 그러나 서울 〈청담인 한의원〉에 조루 치료를 위해 내원하는 남성 환자들은 대부분 삽입 후 1~5분 이내에 사정하며 심지어 삽입 전에 애무 단계에서 사정하는 조루 환자들도 있습니다.

빠른 사정이 무슨 문제인가 생각하시는 분들도 계시지만 남성의 빠른 사정은 여성들에게 오르가슴을 느끼지 못하게 방해하는 가장 중요한 원인이면서 남녀 속궁합 트러블의 상징이기도 합니다.

물론 많은 남성이 노력하고 치료를 시도합니다. 여러 가지 자가 노력과 더불어 남성 성기의 신경을 자르거나 차단하는 비뇨기과 수술까지 그야말로 힘든 과정들이지만 안타깝게도 효과를 보는 경우는 미미합니다.

침향과 침향오일을 조루 환자들에게 처방하는 이유는 간단명료합니다.

조루증의 2가지 핵심 원인은 첫 번째 중추신경의 과흥분이며, 두 번째는 귀두, 성기의 민감성 문제입니다.

침향과 침향오일이 중추신경의 빠른 흥분을 완화하며, 성기능과 발기력을 개선하는 효과가 탁월하며, 남성 귀두와 성기에 시술하는 봉침 치료는 성기 민감성을 완화해 줍니다.

이제 황제들의 정력제 침향과 자연의 선물 봉독을 이용하여 당신도 침대 위에서 자신감 넘치는 남성으로 변신할 수 있습니다.

남성 성기에 바르는 특허받은 봉독 크림 (위너크림), (위너크림 파워)와 특허받은 남성 전립선마사지기 〈위너포맨〉 제품은 쿠팡 등 온라인으로 구입하여 사용하실 수 있으며, 침향과 침향오일 구입 및 남성 봉침 치료 문의는 서울 강남역 〈청담인 한의원 : 02 3448 2075〉로 전화 주시면 됩니다.

여성 갱년기, 치매 예방과 침향

여성들에게 갱년기와 폐경은 출산과 비견되는 몸의 큰 변화 시기라고 합니다. 그리고 갱년기, 폐경, 여성호르몬 문제는 40대까지 별다른 약을 복용하지 않는 여성들에게 50대 이후에 혈압약, 고지혈증약, 당뇨약을 먹기 시작하여 평생 복용하는 상황을 유발하기도 합니다.

물론 유전적인 영향과 가족력이 잠복해 있다가 폐경 이후에 발현되기도 하지만 여성들의 갱년기 시기는 그만큼 몸과 마음에 큰 변화를 주는 시기입니다.

여성 갱년기 시기에 발생하는 불편한 증상들은 상열감, 땀과다, 오한, 가슴 답답함, 우울증, 불면증, 무기력증, 분노조절장애 등 다양하게 나타납니다.

과거에는 여성호르몬 주사나 약을 무분별하게 처방하는 시기도 있었으나 현재는 유방암, 자궁암 발생확률을 증가시킨다는 보고 이후로 극히 제

한적으로 처방하는 실정입니다.

특히 건강한 여성들은 대부분 나이 50~53세 사이에 폐경이 찾아오지만 조기폐경이라 하여 나이 50 이전에 폐경을 경험하는 여성들은 특히나 더 심혈관 질환 약을 많이 복용하게 됩니다.

이 모든 게 여성만 가지고 있는 여성호르몬의 문제입니다.

침향은 위로 올라가는 기운을 내려주고, 막힌 경락을 뚫어주며, 몸과 마음을 안정시키고 기력을 보강하는 효과 덕분에 특히 갱년기 시기의 여성들이 반드시 복용해야 할 한약재입니다.

또한 폐경 이후에 동맥경화, 고지혈증, 당뇨, 고혈압 등 심혈관 질환의 발생확률이 급격히 상승하기에 피를 맑게 해주며 혈액순환을 개선하고 심혈관 질환을 예방, 치료하는 침향은 여성들에게 필수 약이라고 말할 수 있습니다.

우울증약, 불면증약, 여성 호르몬제, 고혈압약, 고지혈증약, 당뇨약을 복용하기에 앞서 미리 침향, 침향오일, 침향 한약 처방 등을 복용하여 100세 시대에 여성들의 건강한 장수와 삶의 질 개선을 권장해 드립니다.

침향오일을 따뜻한 물 한 잔에 한 방울 타서 향기를 느끼며 복용하세요.

침향오일을 향수로 사용해 보시거나, 침구류에 떨어뜨려 잠을 자면서도 향기를 느껴보세요.

침향 장신구를 늘 몸에 착용하여 침향의 효과를 몸으로 느껴보세요.

오래전 황실의 많은 황비들과 왕비들 그리고 귀족들의 부인들과 자녀들이 사용했던 방법들은 현대사회에서는 오히려 더 필요한, 더욱 효과적인 해결책이 될 것입니다.

또한 많은 여성이 50대 이후에 걱정하는 질병이 바로 치매입니다.

아시다시피 치매는 혈관성 치매와 알츠하이머 치매로 구분이 되며 혈관성 치매는 어느 정도 치료와 호전이 가능하지만, 알츠하이머 치매는 불가역적이며 호전 불가능한 불치병으로 알려져 있습니다.

우울증, 불안증, 불면증 및 노화로 발생하는 파킨슨병 그리고 알츠하이머 치매 등의 중요한 원인이 만성적인 스트레스에 의한 모노아민 신경전달물질의 부족과 신경 기능의 감소로 유발되며, 스트레스로 인한 코르티솔의 증가는 뇌 유래 신경영양인자 발현을 감소시키고 신경세포의 사멸, 뇌 기능 저하 및 정신질환 발병률의 증가로 이어집니다.

· 해외 실험을 살펴보면 스트레스를 유발한 쥐에 침향오일을 복용 시 사이토카인의 혈청 수준 용량을 의존적으로 억제하여 항우울제 및 항불안제 효과를 발휘한다고 합니다.

· 또한 불면증을 유발한 쥐를 이용한 실험에서도 침향오일의 진정 및 수면 촉진 효과가 주로 GBBAergic 시스템의 조절을 통해 이루어짐이 입증되었습니다.

· 다른 실험에서는 우울증의 핵심 원인이며 행복 호르몬이라 불리는 세로토닌의 부족 현상을 침향오일을 투여한 생쥐에서 혈청 세로토닌 수

치가 상승하는 결과를 확인하여 침향오일의 항불안제 및 항우울제 효과가 생쥐의 5-OH 수준 증가 및 다중 신경 활성 경로와 연관될 수 있음을 증명하였습니다.

· 파킨슨병과 알츠하이머 치매 및 혈관성 치매의 중요원인인 해마 신경세포의 노화 및 손상에 대한 침향오일의 연구논문을 살펴보면, 침향오일이 주로 손상된 신경세포의 생존과 BDNF의 발현을 강화함으로써 신경 보호 효과를 나타내는 것이 분명하며, 활성산소를 크게 제거하고 산화 스트레스를 억제하며 항세포 사멸 효과를 발휘하여 신경퇴행성 질환인 파킨슨병, 치매 등에서 예방 및 치료제로 활용할 수 있습니다.

· 대전대학교 한방병원 연구팀이 발표한 논문을 살펴보면 침향이 뇌세포의 염증반응을 제어한다고 합니다.

침향이 뇌 조직을 구성하는 신경세포와 미세아교세포, 성상교세포 중 염증반응을 조절하는 미세아교세포의 인플라마솜 경로를 조절하고 염증반응을 제어하여 결과적으로 치매를 예방하고 치료하는 효과를 나타낸다고 국제학술지에 발표하였습니다.

침향, 침향오일의 혈액순환 개선, 뇌 기능 개선, 심혈관 기능 강화효과가 혈관성 치매 예방과 치료에 상당히 효과적입니다.
또한 치료 불가능한 질병으로 알려진 알츠하이머 치매에도 침향의 〈델타구아이엔〉 성분이 치매 유발 물질로 알려진 베타아밀로이드 성분이 뇌에

축적되는 것을 막아주는 효능과 뇌세포 기능을 활성화하여 인지 기능 및 두뇌 기능을 향상하여 치매 예방과 치료에 도움을 준다는 연구 결과도 주목할 필요가 있습니다.

이렇게 침향과 침향오일을 이용한 다양한 질병 예방 및 치료 효과를 증명하기 위한 연구와 논문발표는 전 세계적으로 지속되고 있으며 현재까지 인간의 질병을 탁월하게 치료할 수 있는 신약 개발의 중요지점이 바로 천연물 연구에서부터 시작한다는 사실을 생각해 보면 침향과 침향오일을 이용한 여성 갱년기, 여성 방광염, 여성 질염, 하지 부종뿐만 아니라 치매의 예방과 치료에도 효과적인 치료약으로 침향이 큰 역할을 할 것으로 생각합니다.

만성 염증성 질환의 침향 효과

우리 몸에서 발생하는 많은 염증성 질환은 아직도 현대의학에서 정복하지 못한 부분으로 남아 있습니다.

임상에서 만나게 되는 다양한 염증성 질환들은 안구염증, 중이염, 구내염, 비염부터 시작하여 편도선염, 역류성 식도염, 위염, 과민성 대장염, 여성 질염, 남성 전립선염과 전립선비대증 그리고 강직성 척추염, 다양한 관절염, 전신질환인 아토피성 피부염, 당뇨병(췌장의 만성 염증)까지 이루 헤아리기 힘들 정도입니다.

만성 염증(chronic inflammation)은 내 몸속의 시한폭탄이라고 표현할 정도로 심각한 문제이며, 계속 방치하면 당뇨, 심근경색, 심지어 암까지 불러오는 만병의 씨앗입니다. 특히 만성 염증은 저절로 나을 수 없으므로 반드시 치료가 필요하며, 일본 게이오대학 '백세종합연구센터'는 노인 1,500명을 조사한 결과 혈액 속의 '만성 염증'이 낮을수록 장수한다는 사실을 밝혀내기도 했습니다.

이러한 만성 염증성 질환이나 염증성 질환의 재발은 아직도 정확한 원인이 파악되고 있지 않지만, 대략적으로는 유전, 가족력, 피로, 스트레스, 식생활 습관, 면역력 저하 등으로 알려져 있습니다. 현대의학에서도 현재까지는 각각의 염증성 질환에 대한 효과적인 치료약이 개발되지 않아 대증요법이나 소염, 진통제, 비스테로이드성, 스테로이드 항염증제 등을 처방하는 실정이나 그 효과의 유무와 각종 부작용이 밝혀지고 있습니다.

일반적으로 염증은 즉각적으로 발병하여 수일 이상 지속되지 않는 경우 급성염증, 2~6주 동안 지속되는 아급성 염증, 그리고 점진적으로 발병하여 수개월, 수년 이상 지속되는 만성 염증으로 구분되며 만성 염증으로 영향을 받는 장기와 부위는 영구적인 손상을 초래합니다.
이러한 만성 염증은 감염, 죽상동맥경화증, 자가면역질환, 악성 종양 등 많은 질병의 발병에 관여하는 주요 원인으로 판단됩니다.

침향은 다양한 만성 염증성 질환 치료에 엄청난 잠재력을 가지고 있는 식물 한약재입니다.
현대 과학적 연구로 침향의 주요성분들이 만성 염증을 예방하고 치료하는 효과들이 밝혀지고 있습니다. 주로 플라보노이드, 테르메노이드, 크로몬, 페놀산, 알칸 등의 성분들입니다.

뇌에서 스트레스가 유발되면 수많은 염증성 사이토카인이 방출되어 뇌와 신경 그리고 호르몬에 영향을 미치며, 정서적인 균형을 방해하고 우울증 및 불안증을 유발합니다. 또한 뇌에 영향을 미치고 염증을 유발하는 스트레스 요인이 장기간 지속되면 신경 손상을 유발하고 여러 염증 경로와 매개체를 활성화합니다.

침향오일은 연구 결과에 의하면 기존의 치료법에 부작용을 피하면서 만성 염증 및 스트레스 요인에 의한 뇌 염증과 신경손상에 작용할 수 있는 효과가 있습니다.

또한 초기 단계의 천식이나 만성 폐쇄성 폐질환 등의 악화를 예방하고 증상을 완화하는 효과가 있습니다. 특히 만성 폐쇄성 폐질환(COPD)은 비가역적인 기도 손상과 과민반응을 일으키는 기침, 천명 등의 증상과 악화가 빈번하게 발생하는 비가역적인 염증성 호흡기 질환으로 산화 스트레스와 만성 염증의 유발 및 악화의 원인입니다. 현재까지는 COPD에 이용이 가능한 치료법은 일반적으로 악화 증상을 줄이는 것을 목표로 합니다. 산화 스트레스와 염증을 조절하지 못하면 폐 손상이 발생합니다. 또한 진행 속도가 느리고 회복이 불가능한 질병으로 알려져 있습니다. 전 세계적으로 3번째로 높은 사망원인을 나타내며 연간 약 300만 명의 사망을 초래하는 무서운 질병입니다.

침향오일을 이용한 실험 결과 항염증 및 항산화 효과가 뛰어나 COPD와 같은 만성 염증성 호흡기 질환에 대한 효과적인 치료제로 사용할 수 있는 근거자료를 제공하였습니다.

정리하자면 침향 오일은 NF-κB 및 p38 MAPK를 포함하여 염증이 발생하는 주요 경로 중 일부를 차단함으로써 많은 만성 염증성 질환의 향후 관리에 큰 영향을 미칠 수 있는 잠재력을 가지고 있습니다.

아토피성 피부염으로 대표되는 다양한 염증성 피부질환에도 침향과 침향오일을 치료제로 사용할 수 있으며, 침향이 함유된 치료 한약, 100% 침향오일 복용, 침향오일을 추출할 때 생성되는 침향수를 피부에 바르는 방식 등으로 건선, 알레르기 피부염, 아토피성 피부질환들을 효과적으로 치료할 수 있습니다.

제가 진료 중인 서울 강남역 〈청담인 한의원〉에서는 침향, 침향 탕약, 100% 침향오일, 침향수, 침향 연고 등으로 만성적이고 재발하는 다양한 염증 질환의 치료와 재발 방지를 위한 연구와 노력을 진행 중입니다.

현대의학적 치료를 통해 쉽게 치료되는 질환과 환자분들은 한의원에 내원하실 필요가 없습니다. 그러나 오랜 기간 현대의학적 치료약과 연고제로 치료를 해와도 여전히 힘들고, 계속해서 재발을 경험하고 있다면 이제는 당신이 〈청담인 한의원〉에 내원하여 다양한 침향 치료제를 이용한 한의학적 치료를 시작해야 하는 타당한 이유가 있는 것입니다.

아토피성 피부염 등 피부질환에
침향 효과

임상 한의사 30여 년을 진료실에서 진료를 해오면서 가장 치료가 힘들고 오랜 기간이 소요되는 질환이 바로 아토피성 피부염, 건선, 지루성 피부염, 알레르기 피부염, 피부건조증, 주부습진 등 피부질환입니다.

특히 국소 피부질환같이 세균, 곰팡이균 등의 감염이나 상처에 의한 경우는 비교적 피부과 치료를 통해 치료가 잘 되는 편이나 전신성 피부질환, 자가면역성 피부질환, 알레르기 피부질환과 소양증은 그 원인이 면역체계와 혈액 그리고 체질적인 소인 등 복잡하여 호전 및 치료에 어려움이 따르는 경우가 많습니다.

현대의학에서는 소염제, 소염 연고, 항히스타민제, 심하면 스테로이드 제제를 복용, 연고제로 처방하고 있으나 이에 대한 효과와 부작용은 아직도 논란거리입니다.

침향이 아토피성 피부염 같은 난치성 피부질환에 효과적인 치료제가 될 수 있습니다.

침향의 유효성분 중 베타센리넨 성분, 에틸팔미테이트, 올레이트 성분들이 매우 강력한 항염 효과와 항산화 효과, 항균 효과를 발휘하여 세균, 바이러스, 자가면역질환, 알레르기 피부염 등에 효과적인 성분들입니다.

대부분 만성 피부질환 환자들은 여러 가지 치료를 피부과에서 진행하다 결국 스테로이드 성분 주사나 연고제를 사용하면서 다양한 부작용이 발생하고 삶의 질이 떨어지는 경험을 하며 결국 한의원에 내원하여 보다 근본적인 치료를 원하시는 케이스들이 많습니다.

이런 경우 침향나무 목질, 침향 수지, 침향수, 침향 약침 등을 이용하여 난치성 피부질환을 효과적으로 호전, 치료할 수 있습니다.

침향 수지 자체가 오랜 세월 동안 스스로 상처를 치유하기 위해 침향나무가 분비하는 진액으로 항균, 항염, 항산화 효과가 뛰어나며, 침향오일을 생산할 때 만들어지는 침향수는 난치성 피부질환에 매우 효과적인 외용제로 처방이 가능합니다. 침향수 성분 역시 침향나무와 침향 수지에 함유된 다양하고 효과적인 성분들이 존재하여 염증성 피부질환이나 피부 소양증 등에 훌륭한 한의학적 외용제로 만들어 처방이 가능합니다.

또한 자가면역질환이나 알레르기 질환, 면역력 저하에 의해 발생하는 전신성 피부질환에는 침향오일이나 침향을 가미한 한약 처방을 투여하여 각각의 원인을 제거하고 증상을 치료할 수 있습니다.

이미 침향의 나라 베트남에서는 침향, 침향오일, 침향수 등을 이용하여 만든 기능성 화장품들을 연구, 출시하고 있으며 제가 진료하는 서울 강남역 〈청담인 한의원〉에서도 다양한 침향 제재를 이용하여 난치성 피부질환 치료에 처방, 시술하여 좋은 효과들을 보고하고 있습니다.

임상 한의사로 30년간 진료실에서 다양한 환자들을 접하면서 현대의학에서 치료가 잘되는 질환들을 보험적용도 잘 안 되는 한의학에서 뛰어들 필요는 없다고 생각합니다. 다만 현대의학의 눈부신 발전에도 불구하고 여전히 난치성 질환으로 남아있는 신경정신질환, 심혈관 질환, 뇌졸중 후유증, 남성 전립선 질환, 여성 갱년기와 혈액순환 문제에서 모든 의료인이 치료를 어려워하는 난치성 피부질환까지, 한의학과 한의사 그리고 천년의 향기 침향이 필요한 환자들은 아직도 우리 주위에서 많은 고통을 받는 현실입니다.

이명, 어지러움증, 이석증, 돌발성 난청 침향효과

한의사로서 진료실에서 환자들을 돌본 지 벌써 30년 이상이 되었지만, 여전히 치료에 어려움을 겪고 있는 질병이 바로 이명, 어지럼증, 돌발성난청입니다.

아마도 저뿐만 아니라 대부분의 한의사 선생님이 한의원에 내원하는 이러한 질병군의 환자들을 치료하실 때 저와 비슷한 어려움을 경험하고 계실 것 같습니다.

이러한 이명, 어지럼증, 돌발성난청 치료에도 침향과 침향오일은 훌륭한 치료제로 그 효과를 발휘하고 있습니다.

1. 이명

이명이란 귀에서 소리가 나는 증상을 의미합니다. 외부 소리 자극이 없는데도 귓속에서 또는 머릿속에서 소리를 느끼며 그 고통은 이루 말하기 어려운 정도입니다. 물론 본인 이외에 주변 사람들은 그 소리를 듣거나 느낄 수 없는 자각증상입니다.

한의학적으로 이명은 크게 2가지로 원인을 구분합니다.

첫째는 노인성 이명으로 노화에 따른 기력 저하, 신장 기능 저하로 인해 발생하는 이명으로 대부분 자각하는 소리의 강도는 적은 편이나 오랜 기간 고생을 하며 몸 컨디션에 따라 소리의 강도가 달라지기도 합니다.

둘째는 담음에 의한 이명으로 20대 이상의 젊은 층에서도 발병하며, 신경성, 스트레스, 화병, 정신적 충격 등을 원인으로 판단합니다.

잠을 자려고 누웠을 때 귓가에서 모깃소리만 들려도 잠을 들기가 어려운 경우들이 많은데 매미 우는 소리나 탱크가 지나가는 소리가 지속적으로 들린다면 잠을 설치게 되고 숙면이 어려우며 낮시간에는 하루 종일 졸리고 피곤하며 무기력해질 수밖에 없습니다.

이비인후과 진료상 대부분 해부학적인 이상이나 염증이 없는 경우들이 많아 서양 의학적 치료는 한계가 있으며 한의원에서도 침 치료, 약침 치료, 한약 치료를 시행하지만 그 예후가 좋지 않은 경우가 허다합니다.

이런 경우 베트남산 침향과 100% 침향오일은 우수한 치료약으로 그 효과를 발휘하게 됩니다.

기력을 보강한다, 신장 기운을 보한다, 혈액순환을 개선한다, 수승화강 작용으로 귀와 머리로 올라가는 뜨거운 기운을 아래로 내려 몸의 밸런스를 개선한다 등의 효과는 난치성 이명을 치료하는 데 뛰어난 치료 효과를 발휘합니다.

2. 어지럼증, 이석증

일반적으로 앉았다 일어날 때 어지럽거나, 눈앞에 별이 보이는 어지럼증은 대부분 철분 결핍성 빈혈이나 기립성 현훈으로 진단하여 치료가 쉬운 편입니다.

그러나 노화와 기력 저하로 발생하는 만성 어지럼증이나 이석증이라 하여 귀 안에 존재하는 칼슘 덩어리인 이석이 자기 위치에서 벗어나면서 발생하는 어지럼증은 자주 재발하는 경우 상당히 고통스럽습니다.

노인성 어지럼증이나 이석증의 재발 원인을 기력 저하, 면역력 약화 그리고 심한 스트레스와 정신적 충격 등으로 판단하기에 침향, 침향오일은 훌륭한 예방 및 치료 한약이 될 수 있습니다.

오래전 황제와 왕 그리고 왕비의 건강비결이었던 최고의 한약 침향이 이제 현대사회에서는 누구나 조금만 관심을 가지고 지불할 수 있는 비용을 지불한다면 복용이 가능한 시대가 되었습니다.

3. 돌발성난청

과로, 수면 부족, 스트레스 등의 원인과 청력저하, 이명, 이석증 등의 증상을 동반하는 돌발성난청은 대부분 한쪽 귀에서만 발생하며, 50대 이하 청장년층에서도 많이 발생하는 질환입니다.

염증에 의한 경우라면 이비인후과에서 스테로이드 치료를 받아 회복되는 경우들도 있지만 신경 정신적인 요인이나 기력 저하와 스트레스에 의한 돌발성난청인 경우 영구적으로 청력을 상실하는 경우들도 있어 난치성 질환으로 판단합니다.

침향과 침향오일은 심신을 안정시키고, 기력을 보강하며, 귀와 머리로 올라가는 기운을 아래로 내려주는 효과가 뛰어나기에 서양 의학적 치료를 통해서도 여전히 증상 개선이 안 되고 힘든 상태라면 한의학적인 다양한 치료와 병행하여 베트남산 100% 침향오일 복용을 권장해 드립니다.

개미 침향, 자연산 침향, 재배 침향

1994년 한의사 면허 취득 후 임상 진료 30년, 공진단을 처방할 때부터 접했던 침향을 드디어 좋은 기회를 만나 베트남과 서울을 오가며 진료, 침향 연구를 하게 되었고 베트남 침향협회가 인정한 침향 농장과 침향 회사와 연결되면서 직접 침향 농장에 방문할 기회를 가졌습니다.

전 세계에서 가장 품질이 좋고 효과가 뛰어나다는 베트남산 크라스나 품종의 침향나무 그리고 그 침향나무가 수십 년, 수백 년의 세월 동안 만들어 내는 침향 수지를 직접 만나니 감개무량합니다.

흔히 자연산 침향은 한국의 자연산 산삼에 비견되지만, 세계적인 수요와 구입 덕분에 이제는 더 이상 베트남에서는 자연산 침향을 접하기가 불가능하게 되었습니다.

대부분 베트남에서 심마니들에 의해 채취된 자연산 침향은 수억 원~ 수백억 원의 가격에 세계적인 부자들의 집 안으로 들어갔으며 일반인들이 접하거나 구입하는 자연산 침향은 대부분 가짜라고 봐도 무방합니다.

임상 한의사 30년 경력의 한의학박사인 저 역시 자연산 침향을 구하거나 접하는 일은 일찌감치 포기하였고 이제는 좀 더 품질이 뛰어난 재배 침향 쪽으로 관심을 기울이던 때에 만나게 된 자연산 침향이 바로 개미 침향입니다.

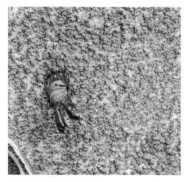

자연산 침향 나무벌레

자연산 침향이란 침향나무에 자연적인 상처가 나면서 침향나무 스스로가 상처를 치유하기 위하여 분비하는 수지(나무 기름)입니다. 침향나무에 벼락이 맞은 후, 동물들이 침향나무에 상처를 입히거나, 곤충들이 침향나무를 갉아서 생성되는 침향 수지가 바로 자연산 침향인 것입니다. 현재 베트남 등 동남아에서는 자연산 침향의 채취는 불법으로 법으로 제한하고 있으며 자연산 침향을 불에 태우면 시원하고 달콤한 향기가 나는 게 특징입니다.

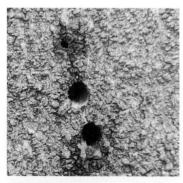

자연산 개미 침향 구멍

개미 침향은 자연산 침향의 일종으로 침향나무에 자생하는 침향나무 벌레가 나무에 구멍을 뚫은 후 그 구멍으로 개미들이 개미집을 짓거나 갉아먹음으로써 상처가 나서 자연적으로 생성되는 침향을 의미합니다.

현재 베트남에서는 대규모 침향 농장에서 자연산 개미 침향을 접할 수 있으며 이 개미 침향을 이용하여 개미 침향 오일을 생산하고 각종 침향 장신구를 만들고 있습니다.

　자연산 개미 침향으로 만들어진 개미 침향오일은 그 가격이 매우 고가라 제기 구입하거나 수입하기에는 너무나 비싼 가격이며, 다행히 개미 침향 원물과 개미 침향으로 만든 장신구(남녀 공용 팔찌, 불교 108 염주, 십자가 묵주)를 수입하게 되었습니다.

　자연적으로 생성되는 개미 침향은 그 문양이 아주 오묘하며, 그 향기는 글로 표현하기 힘들 정도입니다. 앞으로는 한국에서도 베트남산 자연산 크라스나 품종의 개미 침향 원물과 각종 장신구를 접하고 구입할 수 있습니다. 쿠팡이나 네이버에서 〈안상원 침향〉을 검색하시면 종류와 가격을 확인 후 온라인으로도 구입하실 수 있습니다.

　재배 침향이란 사람들 손에 의해 침향나무가 심어지고 재배되는 과정에서 드릴 같은 도구로 침향나무에 일정 간격으로 구멍을 뚫어 생성되는 침향을 의미합니다. 최근에는 과학기술의 발전으로 베트남 같은 침향의 종주국

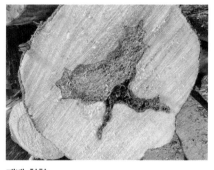

재배 침향

에서는 인공적인 나무 구멍을 최소한으로 뚫은 후 미생물 조합을 주입하여 자연산과 유사한 좋은 침향을 생산하고 있습니다.

　보통은 최소 5년~ 20년 이상의 세월과 노력이 필요하며 재배한 침향나

무 모두에 침향 수지가 생성되는 것이 아니기에 그 노력과 비용이 상당히 소요되는 편입니다.

자연산 침향을 접하거나 구하기가 거의 불가능한 실정에서 베트남산 크라스나 품종의 개미 침향이나 재배 침향은 최선의 대안이 될 수 있습니다.

참고로 베트남산 재배 침향으로 만든 A등급 100% 침향오일 제품도 이제는 네이버나 쿠팡에서 〈안상원 침향오일〉을 검색하시면 구입하실 수 있으니 가짜 침향이나 다른 나라의 저품질 저가 침향을 구입하는 것보다는 훨씬 품질 좋은 베트남산 크라스나 품종의 개미 침향, A등급 침향오일을 믿고 구입하실 수 있습니다.

자연산 개미 침향으로 제작된 장신구(불교 108염주, 단주, 십자가 묵주, 남녀 공용 팔찌 등)들은 서울 강남역 〈청담인 한의원 : 02 3448 2075〉에 내원하시면 제품을 직접 확인하시고 구입이 가능하며, 베트남산 100% A등급 침향오일의 구입과 자연산 개미 침향 원물 구입도 가능합니다.

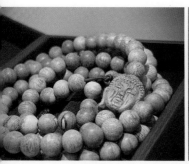
108 염주

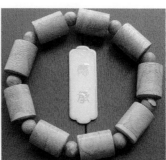
남녀 공용 자연산 침향팔찌

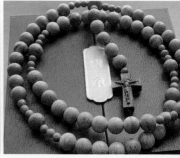
자연산 침향 십자가 묵주

침향, 향으로 사용 시 효과

수천 년 전부터 내려오는 치료법 중 하나가 바로 향기요법입니다. 그만큼 인간은 자연에서 얻어지는 다양한 향기와 향료, 향수를 이용하여 각종 질병을 예방, 치료해 오고 있으며 각종 종교의식에서도 향과 향기는 빠질 수 없는 필수품입니다. 향기란 외부에서 인간의 코를 통해 뇌의 후각세포로 전달되며 중추신경까지도 영향을 미치는 요소입니다.

침향이라는 명칭에 향(香)이라는 한자가 담겨 있듯이 침향은 향, 향기와는 밀접한 연관성이 있습니다. 좋은 침향의 향기는 머리를 맑게 하고, 목을 상쾌하게 하며, 숨을 편안하게 하여 심신을 안정시켜줍니다. 침향에는 60여 가지 성분들이 만들어내는 특유한 향기가 있으며 글로 표현하기 힘든 향기로 인하여 천상의 향기 또는 세계 3대 향기, 천년의 향기로 불립니다.

고대 일본에서는 침향의 향기를 여러 가지 맛에 비유하여,

· 달콤한 맛 : 꿀이나 과일의 냄새

· 맵고 뜨거운 맛 : 불에 볶은 후추와 비슷

· 신맛 : 자두나 귤 같은 신맛을 내는 과일향

· 짠맛 : 해초를 불에 말릴 때 바닷물과 비슷한 향기

· 쓴맛 : 한약을 달일 때 나는 향기

등으로 표현하였습니다.

1) 좋은 침향의 향기는

· 달콤한 향기 : 베트남산 크라스나 품종 침향 향기

· 시원한 상쾌한 향기 : 부드러운 숲 가의 시원함

· 꽃향기 : 베트남산 최고 등급 침향의 향기는 난꽃 향기가 난다.

· 다만 너무 강하고 맵고 얼얼한 향기는 대부분 가짜 침향의 향기로 판
  단된다.

2) 문향

문향이란 향기를 맡는다는 의미로 오래전부터 유교, 불교, 도교 그리고
기독교와 천주교, 이슬람교 등 전 세계 종교를 통해 내려오는 의식이자 행
위를 뜻합니다.

향기를 느끼고, 향기를 구별하며, 눈과 머리가 맑아짐을 체험하고 몸과
마음이 편안해지는 느낌을 느끼며, 정신을 집중하거나 공부할 때, 수련을
할 때도 사용되는 방법입니다.

· 침향의 향기를 직접 맡거나, 침향 가루를 태워서 문향을 합니다.

· 전기 향로나 전통 향로는 사용하여 문향을 합니다.

· 선향, 탑향으로 만들어진 향에 불을 붙여 향기를 느낍니다.

침향은 여러 가지 아로마 중에서도 가장 높은 온도에서 휘발하는 향기를 가지고 있으며, 다른 향들을 태울 때는 미세먼지가 많이 발생하지만, 침향은 태울 때 미세먼지 농도가 매우 낮은 장점이 있습니다. 이러한 이유로 많은 종교인들과 성직자들이 다른 향에 비하여 침향을 이용한 향불, 연기, 향기를 더욱 선호하는 것입니다.

그러나 이러한 방식의 전통 문향 방법은 현대에 와서는 아무리 좋은 연기라 하여도 장시간, 오랜 세월 향기를 접하게 되면 폐 기능 저하 및 심지어 폐암 발병의 원인이 될 수 있다는 점에서 잠시 잠깐 체험 형식이나 전문 종교인들의 지도를 통하여 체험하는 방식을 추천해 드리고 싶습니다.

3) 침향오일

침향오일은 침향을 이용하여 만든 침향 엑기스이며 이미 오래전부터 향신료나 최고급 향수의 핵심 원료로 사용되어 내려왔습니다.

샤넬 N5 등 세계 유명 향수의 원료이기도 하며, 중동 국가에서는 왕족이나 귀족들이 평상시 늘 애용하는 몸에 바르는 오일이 바로 침향오일입니다.

이 침향오일을 이용하면 다양한 아로마 테라피의 훌륭한 치료제 역할을 할 수 있으며 평상시 따뜻한 물 한 잔에 침향오일 한 방울을 떨어뜨려 그 향기를 음미하고 차로 천천히 마시는 방법도 추천해 드리며, 몸에 향수 스타일로 바르시거나, 사용하는 침구류나 의복에 침향오일을 바르는 방법도 매우 효과적입니다.

특히 이러한 침향오일을 이용한 향기요법은 공부하는 학생들이나 수험생들부터 다양한 신경정신질환으로 고통받고 있는 많은 환자에 이르기까지 그 수요와 효과의 폭은 상당히 넓다고 할 수 있습니다.

특히 침향을 이용한 향기요법의 효과를 측정한 해외 실험 논문을 살펴보면 침향의 향기와 스트레스 정도 그리고 뇌파 중 안정 상태에서 출현하는 알파파를 측정하여

· 첫째, 실험군은 침향 흡입 전보다 흡입 후에 스트레스 반응 지수가 유의하게 감소하였고, 대조군은 차이가 없었다.

· 둘째, 실험군의 알파파 절대 세기가 FP1을 제외한 모든 영역에서 증가하였다. 뇌파 측정에서 유의하게 변화하였다. 반면 아무런 냄새가 나지 않는 나뭇조각을 흡입한 후에 대조군의 알파파 변화는 유의하게 변화하지 않았다.

· 셋째, 알파파 뇌 영역의 차이는 변연계, 측두엽, 전두엽에서 8~9Hz의 Brodmann's Area 36번으로 확인되었다. 뇌파에서 알파파는 이완과 안정 상태가 되어 스트레스가 완화된다.

이러한 결과로 침향 향기 자극을 받은 뇌는 알파파의 증가로 이완되어 스트레스를 완화하는 대처 자원이 될 가능성을 시사합니다.

이는 침향의 매향이나 침향오일을 이용한 향기요법이 인간의 뇌에서 스트레스를 감소시키고 알파파를 증가시켜 심신을 안정시킨다는 고대로부터 전해 내려오는 침향의 효과를 과학적으로 입증한 실험 결과입니다.

서울 강남역 〈청담인 한의원 : 02 3448 2075〉에 내원하시면 베트남산 100% A등급 침향오일 차를 드실 수 있으며 구입도 가능합니다. 앞으로는 침향에 불을 태워서 연기를 맡는 방식보다는 침향오일 차를 마시면서 진정한 침향의 향기를 건강하게 느끼시는 방법을 추천해 드립니다.

침향 장신구
(팔찌, 염주, 묵주 등)

　침향의 사용 역사는 동서양을 막론하고 수천 년 이상입니다. 아주 귀한 장례용품으로도 사용되었고, 향료와 향수의 원료로도 현재까지 사용되고 있으며 침향 자체를 집안에 귀한 보물로 간직하고 있는 전 세계 부자들과 유명인들도 많으며 침향을 이용한 장신구와 침향 염주, 침향 십자가 묵주 등 그 사용 용도는 매우 다양합니다.

　이런 이유로 전 세계에서 1년 동안 침향의 유통량이 10조 원이라는 연구 결과도 발표되었습니다.

　침향 장신구에 대한 기록은 동양에서 많이 전해져 내려옵니다.

　중국 삼국시대에 관우와 장비의 장례 때에 침향나무를 이용한 관이나 예물을 사용한 기록부터 당나라 현종이 양귀비에게 침향나무로 만든 집을 지어 선물하였고 신경이 예민하고 스트레스가 심했던 양귀비는 침향으로 만든 장신구만 몸에 지녔다는 기록 등 오래전부터 현재까지 침향은 장신구와 집안에 간직하는 보물로 사랑을 받고 있습니다.

이러한 전통은 바로 〈신들의 나무〉라고 불리는 침향을 집안에 보물로 간직하거나 장신구로 몸에 지니게 되면 몸과 집안의 나쁜 기운을 몰아내고, 건강을 증진하며, 질병을 치료한다는 믿음 덕분입니다.

불교에서는 침향을 최고의 공양품으로 여겨, 높으신 스님들은 침향으로 만든 염주, 단주를 사용하여 불공을 드리고 있으며 이를 사용하여 불공을 드리면 정신이 잘 집중되고 오랜 기간 불공을 드려도 피로하지 않다고 합니다.

또한 유교에서도 각종 제례 의식 때 침향을 이용한 제례 용품을 사용하고 침향으로 향불을 피워 제사를 지내고 있으며, 가톨릭이나 기독교에서는 침향으로 만든 십자가와 묵주를 기도를 드릴 때 많이 사용하고 있습니다.

동남아를 여행하는 많은 한국인이 침향으로 만든 각종 장신구를 많이 구입하여 한국으로 가져가는데 안타깝게도 대부분 저렴한 가짜 침향 장신구들을 구입하고 계시며, 이러한 가짜 침향 장신구들은 물에 접촉되면 검정 잉크물이 흘러내리기도 하고 침향 장신구에서 불쾌한 향기가 나며 오히려 몸에 지니면 건강을 해치는 부작용도 발생합니다.

이제 저는 직접 베트남에 위치한 베트남 침향협회가 정식 인정한 침향 농장과 침향 공장에 방문하여 자연산 침향인 개미 침향으로 만들어진 남녀 공용 팔찌, 불교 108염주, 단주 그리고 가톨릭과 기독교에서 사용하는 침향 십자가 묵주를 직수입하여 서울 강남역 〈청담인 한의원 : 02 3448 2075〉 에서 눈으로 확인하고 직접 구입하시거나 네이버나 쿠팡에서 〈안상원 침향)을 검색하시면 온라인으로도 구입하여 착용하실 수 있게 직수입하였습니다.

현재 87세가 되신 제 아버님은 개미 침향 묵주를 이용하여 기도를 드리고 계시며, 81세 어머님은 개미 침향 팔찌를 착용 후 손 저림이 많이 개선되었다고 좋아하시고 장모님 또한 개미 침향으로 만든 십자가 묵주로 가톨릭 종교활동을 하고 계십니다.

저와 집사람 역시 개미 침향으로 만든 팔찌를 늘 착용하여 침향의 효과를 많이 보고 있으니 우리 가족은 침향 가족이라는 애칭을 즐기고 있는 것 같습니다.

또한 서울에 유명한 스님은 자연산 침향인 개미 침향 108염주와 단주를 보시고는 각각 10개씩 저에게 주문하여 구입하셨으니, 침향은 그야말로 인연이 되고 가치를 알아보는 사람들만이 접할 수 있는 영물이라 말할 수 있겠습니다.

자연산 개미 침향으로 만들어진 침향 장신구들은 이런 분들에게 추천해 드립니다.

· 연로하신 부모님, 사회활동을 하는 직장인, 수험생과 학생 등
· 만성 피로와 스트레스를 호소하는 기업인, 교수님, 선생님, 사회인들
· 불면증, 우울증, 화병, 분노조절장애, 공황장애 등 신경정신 질환 환자들
· 하루 종일 운전을 하시거나 행운이 필요한 사회인들

· 현재 난치성 질병으로 오랜 기간 투병 중인 환자분들

· 평소 혈액순환 장애로 고생하시거나 암 투병 중인 환자분들

· 스님, 신부님, 목사님 등 종교인이나 종교활동을 하는 일반인

· 장례용품이나 어르신들의 장례와 입관, 화장 시 천상으로 가실 때 함께 침향 장신구

제가 소개해 드리는 베트남산 크라스나 품종의 자연산 개미 침향으로 제작된 침향 장신구들은 서양의 부호들과 동양의 황제와 왕실에서 사용해 오던 최고급 자연산 침향 장신구들과 비교해도 손색이 없을 정도의 품질과 향기, 효과를 자랑합니다.

침향을 항상 간직하시고 불공이나 기도를 드릴 때 자연산 침향 염주와 묵주를 사용해 보시고 하루 종일 자연산 침향의 향기를 느끼시면서 심신의 건강과 영적인 체험을 직접 해보시길 추천해 드립니다.

침향오일의 효과와 효능,
사용법

    침향과 침향오일의 사용 역사는 수천 년 이상입니다. 서양에서는 고대 이집트 시절부터 예수님이 활동하시던 시대 이후로 장례 절차에 사용되던 고귀한 향료, 약품으로 전해져 내려오다 향수의 개발과 사용으로 인하여 샤넬 N5 같은 전 세계에서 가장 비싸고 유명한 향수의 핵심 원료로도 유명합니다.

    또한 동양에서는 중국의 한의학 영향으로 중국 황실과 한국 왕실에서 복용하던 아주 귀하고 효과적인 한약재, 한약 처방으로도 전해져 내려옵니다.

    침향오일은 침향나무에서 오랜 세월 스스로 상처를 치유하기 위해 분비한 침향 수지(나무 기름)만을 선별하여 물과 함께 고온으로 가열하면 발생하는 수증기를 모아 냉각시켜 침향수와 침향오일을 분리하여 생산하는 방법으로 고대의 추출 방법을 현재도 사용하고 있습니다.

    제가 직접 방문하였던 베트남 침향 농장과 침향 공장에서 사람의 손으로 채취한 침향나무를 일일이 수작업으로 목질 부위는 제거해 내고 침향 수지 부분만 따로 모아 대형 증류기에 물과 함께 넣어 고온으로 가열하여 아주 귀한 침향오일을 생산하는 작업을 직접 견학하였습니다.

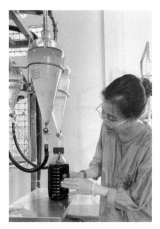

침향오일 생산

베트남산 크라스나 품종의 침향오일을 1리터에 천만 원~ 수억 원 정도로 판매되는 아주 고가의 침향 엑기스입니다.

주로 유럽에서는 침향오일을 이용하여 값비싼 향수를 만드는 핵심 원료로 사용 중이며, 중동에서는 집 밖으로 외출 시 몸에 바르는 향료 개념으로 사용되며, 한의학이 있는 한국, 중국, 일본, 동남아에서는 오래전부터 매우 귀한 약으로 처방, 복용해 오고 있습니다.

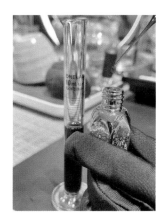

침향오일

〈침향오일〉을 티베트 의학에서는 침향 향기의 진정 작용이 깊은 명상 상태에 이르게 도움을 준다고 하여 사용해 오고 있으며, 인도 아유르베다(고대 의학)에서는 침향 향기가 정신 건강에 깊은 영향을 주며 침향오일은 생명의 에너지가 존재하여 정신적인 에너지의 중심인 차크라를 여는 데 도움을 준다고 기록하고 있습니다.

자연산 개미 침향오일이나 A등급 100% 침향오일의 향은 글로 표현하기 힘들 정도로 오묘하며, 향기를 맡고 있으면 마음이 편안해지고 눈과 머리가 맑아지는 느낌이 느껴집니다. 바로 천년의 향기, 신들의 나무, 세계 3대 향기의 핵심이 바로 침향오일입니다.

베트남을 패키지여행으로 방문하시거나, 관광을 하실 때 베트남산 침향오일을 넣어 만든 침향오일 연질캡슐 제품들을 소개받고 만나실 기회들이 있으실 겁니다.

1달분에 50만 원 이상 고가에 베트남 현지에서 판매되는 베트남에서 가장 유명한 특산품이자 건강식품인 침향오일 연질캡슐 제품들은 다양한 효능과 효과로 오랜 기간 베트남에서 가장 많이 판매되는 건강제품입니다. 만약 여러분들이 베트남 여행 중 접하게 되신다면 비록 부담스러운 가격이지만 꼭 한번 구입하여 본인과 가족들의 건강을 위하여 복용을 권해드립니다.

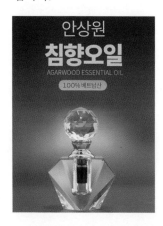

서울 강남역에 위치한 〈청담인 한의원〉과 주식회사 비메디컬에서 베트남 현지에서 침향 농장을 방문 후 직수입한 A등급 100% 침향오일은 크리스털 병에 1그램이 함유되어 있으며 하루 2번 아침저녁으로 따뜻한 물에 한 방울 타서 복용 시 1개월 정도 분량입니다.

다른 성분이 1%도 섞이지 않은 순수한 100% 침향오일 제품으로 다양한 환자들에게 질병 치료 목적으로 〈청담인 한의원〉에서 처방 중이며 쿠팡이

나 네이버에서도 〈안상원 침향오일〉을 검색하시면 온라인으로도 구입하실
수 있습니다.

침향오일은 침향나무와 침향의 엑기스 개념으로 서울 강남역 〈청담인
한의원〉에서는,

· 고혈압, 고지혈증, 당뇨, 동맥경화 등 심혈관 질환 예방, 치료
· 뇌경색, 뇌출혈, 부정맥, 심근경색 등 예방 침 치료
· 남성 전립선비대증, 전립선염, 발기부전, 조루, 성기능 저하 치료 목적
· 여성 갱년기, 산후풍 손발 저림, 부종, 여성 질염, 방광염, 혈액순환 장
  애 치료
· 우울증, 불면증, 화병, 분노조절장애, 조현병 등 신경정신질환 치료
· ADHD, 집중력 저하, 학생들, 수험생들, 사회인들의 기억력, 집중력
  개선
· 암 수술 후 항암치료 후유증, 암 환자들, 암 재발 방지, NK세포 활성도
  증가 목적
· 내면의 평화를 회복, 스트레스성 외상 증후군 치료
· 항염증, 통증 완화 효과로 관절통증, 류머티즘 관절염, 다발성 관절염,
  강직성 척추염 치료
· 아토피성 피부염, 건선 등 전신성 피부질환 치료
· 기침, 천식, 만성폐쇄성폐질환 등 호흡기 계통 치료
· 따뜻한 물 한 잔에 한 방울을 타서 하루 2번 복용 또는 향수나 침구류
  에 떨어뜨려 향기요법

등 다양한 질병의 예방과 치료 목적으로 처방하고 있으며 제가 개발하고 판매 중인 〈진침향 프리미엄〉 침향환, 〈위너아티소〉 아티초크 건강환 등 건강식품에 첨가하여 그 효과를 극대화하고 있습니다.

동남아 해외여행 시 침향오일 연질캡슐 제품을 소개받았으니 미처 구입을 못 하였거나, 구입 후 국내에서 복용을 다 하신 후 추가로 침향오일을 복용하고 싶으신 분들 그리고 다양한 난치성 질환 예방 및 치료를 위해 복용을 시작하고 싶으신 분들은 언제든지 서울 〈청담인 한의원〉 02-3448-2075로 전화 상담 또는 카카오톡 〈안상원 박사〉를 검색하시어 친구 신청 후 카톡으로 편하게 상담 주시면 상담 및 구입, 복용이 가능합니다.

결론적으로 천년의 향기, 신들의 나무, 세계 3대 향기라 불리는 침향의 핵심과 엑기스는 바로 〈침향오일〉입니다.

청담인 한의원 안상원 박사 침향 처방.
진침향, 침향오일

1994년 한의사 면허를 취득 후 벌써 임상 30년 차 한의사 진료를 이어오고 있습니다. 신참 한의사 시절에는 공진단 처방을 내어 만들 때 처음으로 침향이라는 한약재를 접하게 되었고, 2019년 침향의 나라인 베트남을 방문하여 베트남산 크라스나 침향을 접하게 된 후에 〈진침향〉이라는 건강 침향환을 개발하여 코로나 시기부터 현재까지 온라인을 통해 많은 판매를 이어오고 있습니다.

2023년 좋은 기회를 얻어 현재까지 베트남과 서울을 오가며 진료와 침향 연구를 진행 중이며 드디어 베트남 침향협회에서 인정하는 침향 농장과 침향 공장을 방문하여 눈으로, 입으로 확인한 자연산 침향인 개미 침향 원물과 A등급 100% 침향오일을 직수입하게 되어 서울 강남역 〈청담인 한의원〉에서는 베트남산 침향과 침향오일을 처방하여 각종 난치성 질병의 예방과 치료를 시행 중이며, 〈진침향〉에는 베트남 산 크라스나 품종 침향을 첨가하여 출시하였으며, 서양의 불로초라는 별명의 아티초크를 베트남 해발

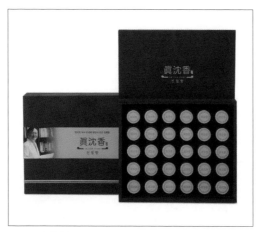

프리미엄 침향환 진침향

1500미터 청정지역인 달랏에서 직수입하여 여기에 침향오일을 첨가하여 〈위너아티소〉 건강환까지 출시, 판매 중입니다.

〈청담인 한의원〉에서는 베트남산 크라스나 품종 자연산 침향인 개미 침향 원물을 각종 한의학적 처방에 가미하여 원래 처방의 효능과 효과를 극대화하고 있으며, A등급 100% 침향오일은 환자들에게 따뜻한 물 한 잔에 한 방울을 타서 하루 2번 복용하게 하여 다양한 질병을 예방, 치료하고 있습니다.

일반적인 질병들은 침 치료, 한약 치료, 추나요법, 약침 치료 등 한의학적 치료법을 시행하여 어렵지 않게 호전 및 치료를 진행하고 있으나 각종 난치병이나 치료가 어려운 질병들의 치료에는 좀 더 특수하고 효과가 뛰어난 한약이나 처방이 필요합니다.

이에 각종 남성 질환 치료에는 봉독, 봉침을 이용한 치료를 병행하고 있으며, 심혈관 질환, 치매, 중풍 후유증, 신경정신질환, 암 환자 치료에는 베트남산 침향과 침향오일을 처방하고 있는 것입니다.

물론 베트남, 중국 등 동남아시아를 여행 시에 이미 많은 한국인이 침향오일 연질캡슐 제품들을 소개받아 구입, 복용하고 계시지만 해외에서 판매되는 침향오일 제품들은 침향오일 이외에 다른 오일이나 성분들이 추가되어 침향 그 자체의 본질적인 효과를 보기에는 조금 부족한 면이 있으며, 지속적으로 침향오일을 복용해야 하는 분들에게는 다시 해외로 나가 구입하시거나 한국에서는 온라인으로 매우 고가에 구입하여 복용해야만 하는 불편함이 있었습니다.

이런 이유로 제가 직접 베트남 현지의 대규모 침향 농장을 방문하여 제조공정과 침향오일의 품질을 눈으로 확인 후 직수입한 자연산 침향인 개미침향의 원물, 장신구 그리고 A등급 100% 침향오일을 한국에 수입하여 소개하고 처방 및 판매를 하는 것입니다.

이제 한국에서도 쿠팡이나 네이버, 경제 유튜브 〈정완진 TV〉에서 베트남산 크라스나 품종 침향이 함유된 프리미엄 침향환 〈진침향〉 제품을 구입하여 복용하실 수 있으며, 서울 〈청담인 한의원〉에서는 다양한 침향 한약 처방과 더불어 A등급 100% 침향오일을 처방받아 복용하실 수 있습니다.

앞으로는 베트남산 100% A등급 침향오일을 좀 더 간편하게 복용하실 수 있도록 한국에서 연질캡슐에 함유시킨 제품을 출시하기 위하여 관련 연구기관들과 협업을 진행 중이며 베트남의 보물이라는 베트남산 침향, 침향오일을 이용한 다양한 건강식품, 제품 개발에도 노력하겠습니다.

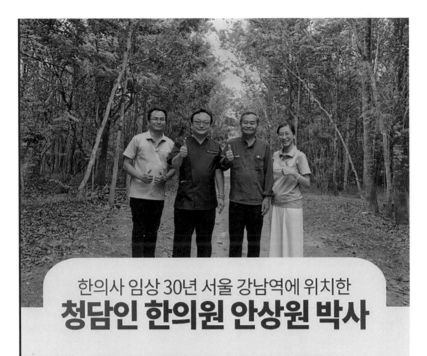

한의사 임상 30년 서울 강남역에 위치한

청담인 한의원 안상원 박사

직접 베트남 침향농장에 방문하여 10개월동안
베트남 침향협회 전문가들과 침향을 연구하고
침향 관련 전문 서적도 출판하였습니다.

침향은 국제 동식물 보호조약에 속한 식물로 해외로
수출이 엄격한 법으로 관리되어 베트남 현지 산림청, 국가기관에서
발급한 CITES 서류가 있어야 정식 한국으로 수입이 가능합니다.

베트남 침향협회 전문가들
베트남 산림청 직원들, 베트남 국가기관의 도움으로
**베트남 산 100% A등급 침향오일을 한국으로
정식 수입, 통관, 판매를 시작합니다.**

침향을 이용한 다양한 건강식품, 제품

천년의 향기, 신들의 나무, 세계 3대 향이라 불리는 침향은 수천 년 역사 동안 침향과 침향오일을 이용한 향료, 향수 원료, 장신구, 한약재 정도로만 사용되어 내려오고 있습니다. 그러나 침향의 가치와 효능, 효과를 살펴보면 더 다양한 용도로 활용이 가능하며 앞으로도 계속하여 각종 건강식품의 원료 및 생활 속에서 접할 수 있는 활용 방안이 연구, 개발 중입니다.

침향 전문 한의원인 제가 진료 중인 서울 강남역 〈청담인 한의원〉과 주식회사 비메디컬에서는 이미 베트남산 크라스나 품종의 침향이 함유된 프리미엄 침향환 〈진침향〉 제품을 개발 출시하여 쿠팡 등 온라인과 경제 유튜브 〈정완진 TV〉에서 판매 중이며, 서양의 불로초, 베트남의 별이라 불리는 아티초크(아

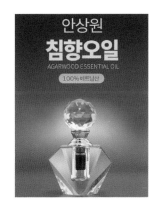

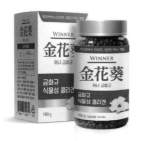

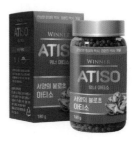

위너금화규   위너아티소

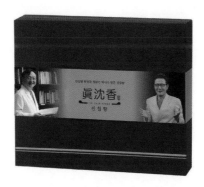

진침향

티소) 100% 농축액을 이용하여 만든 〈위너아티소〉 건강환 제품에 침향오일을 첨가하여 그 효능과 효과를 극대화하고 있습니다.

　또한 침향오일은 직접 한약 개념으로 따뜻한 물에 한 방울을 타서 복용하는 방식 이외에 아로마 테라피 개념으로 침구류에 뿌리거나, 가습기 등에 섞어 흡입하는 방식도 연구 중입니다.

　또한 복용과 섭취가 편리하게 100% A등급 베트남산 침향오일을 연질캡슐 제품으로 제품화를 준비 중이며, 신경정신과 계통의 각종 난치성 질병 예방과 치료를 위하여 침향을 이용하여 만든 침구류와 의복류 그리고 다양한 방식으로 침향과 침향오일을 활용하는 방법 등을 연구, 개발 중입니다. 또한 침향나무의 잎으로 만든 침향잎차, 침향오일을 만들 때 부수적으로 생산되는 침향수 그리고 침향오일 추출 후 남은 침향의 부산물을 활용하는 방법들도 연구 중입니다.

이미 베트남 침향 회사의 경우 침향, 침향오일, 침향수 등을 이용한 화장품 및 다양한 건강제품들을 새롭게 출시하여 베트남 현지 판매 및 전 세계 수출을 준비 중입니다.

그만큼 침향이라는 식물(한약, 향료)은 수천 년의 역사를 통해 그 효과와 성분 그리고 효능이 증명되었다고 할 수 있습니다.

침향이 가지고 있는 대표적인 효능인 〈심신 안정〉, 〈기력증진〉, 〈항염증, 항균〉 등은 현대사회에서도 우리 건강에 매우 중요한 부분입니다.

· 침향수를 이용한 화장품 개발, 아토피성 피부염, 난치성 피부염증 치료제 개발
· 침향오일을 이용한 한약 처방, 건강식품, 향료, 아로마 테라피
· 침향 수지를 이용한 보약 처방, 건강식품, 다양한 제품들 연구, 개발
· 침향나무 목질을 이용한 침구류, 침대, 매트 연구, 개발
· 침향을 이용한 난치성 질병 치료제 개발, 신약 개발

등등 앞으로도 베트남 침향 전문가들과 제가 만나 논의하고, 연구하고, 개발할 제품들은 무궁무진합니다.

베트남 현지의 침향 관계자들은 유기농으로 침향나무를 재배하는 방식, 침향 수지를 좀 더 자연 친화적으로 얻어내는 재배기법 그리고 자연산 침향과 침향오일을 생산하는 방식 등을 지속적으로 연구, 개발하고 있습니다. 침향에 대한 열정과 자부심은 가히 세계 최고 수준이라고 생각합니다.

이러한 연구와 노력을 뒷받침하기 위하여 저 역시 침향과 침향오일을 이용한 질병 치료뿐만 아니라 좀 더 다양한 제품과 사용 방식을 개발하여 실생활 속에서 더 많이 침향을 접하고, 침향의 향기를 느끼며, 침향으로 질병을 예방하고 치료하는 방법들을 계속하여 연구 중입니다.

수천 년 전~과거에는 예수님, 부처님 등 종교 지도자와 황제, 왕, 귀족들만이 누리고 복용해 오던 아주 귀한 침향을 이제 현대사회에서는 좀 더 대중화하여 더 많은 일반인이 침향 효과와 효능을 접하여 건강을 증진하고 질병을 치료할 수 있었으면 하는 바람입니다.

자연산 침향이나 개미 침향을 이용한 제품개발, 100% 침향오일을 이용한 건강식품이나 건강제품 개발에 좋은 아이디어와 협업이 필요합니다. 언제든 좋은 의견이 있으시다면 서울 강남역 〈청담인 한의원 : 02 3448 2075〉로 전화를 주시어 안상원 원장과 상의해주시면 감사하겠습니다.

침향, 국제 동식물 보호조약

천년의 향기, 신들의 나무인 침향과 침향오일이 매우 고가에 유통되는 이유 중 하나는 바로 침향나무와 침향이 국제동식물보호조약안에서 보호받고 있기 때문입니다.

정식 명칭은 CITES(Convention on International Trade in Endangered Species of Wild Fauna and Flora) 즉 '멸종 위기에 처한 야생 동식물 종의 국제 거래에 관한 협약'입니다.

CITES는 국제적으로 멸종 위기에 처한 전 세계 동물과 식물의 무역을 조절하고 보호하기 위해 체결된 협약으로 183개국이 가입하고 있으며, 이 조약에 가입한 국가들은 멸종위기종으로 분류된 해양 동물과 식물의 국제 무역을 제한하고, 보호와 관리에 대한 책임을 지게 됩니다.

침향은 국제무역금지협약(CITES)에 등재된 멸종위기종 중 하나로 2016년 9월 CITES 국제회의에서 보호식물 및 한약재로 추가되었으며, CITES의 2급 종(특별보호대상종)으로 분류되어 국제무역에 대한 규제와

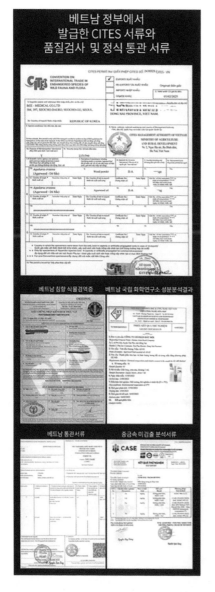

베트남 정부에서
발급한 CITES 서류와
품질검사 및 정식 통관 서류

보호를 받고 있습니다.

이런 이유로 제가 베트남 현지에서 베트남 침향협회 소속 침향 농장의 침향 원물, 침향 분말, 100% 침향오일을 한국으로 수입하기 위하여 베트남 정부의 정식 수출 허가서를 받는 데만 약 6개월 정도의 기간이 소요되었습니다.

지방성 산림청 직원들의 침향 농장 현지실사, 지방 산림청에서 서류 작성 후 호찌민 정부 기관으로 이송, 다시 수도 하노이의 국립기관으로 서류 이송 후 승인, 이후에 다시 호찌민 정부 기관으로 서류 발송 및 침향 기업에서 서류 통과까지 총 기간이 6개월 정도라면 상상이 가시나요?

베트남 중앙정부의 공식 허가서를 득하여 한국으로 항공 발송 그리고 한국 세관에서 세금 신고 및 정식 통관까지 상당히 오랜 세월과 많은 노력이 필요했던 베트남 크라스나 품종의 침향, 침향오일 수입 과정이었습니다.

침향이 국제동식물보조조약 안에서 보호받고 있다는 사실은 안심입니다. 침향과 침향오일의 전 세계 1년 유통량이 10조 원이 넘는다는 보고를 살펴보면 얼마나 전 세계인들의 사랑을 받고 있는지 알 수 있으며 특히 최근에는 중국에서 침향을 구입하려는 수요가 폭발적으로 증가하고 있기에 앞으로도 침향의 향기와 역사가 이어지기 위해서는 전 세계 각국의 중앙정부 차원의 보호와 노력이 절실한 실정입니다.

한국에서 판매되는 침향환의 99%에는 인도네시아산 침향 분말이 함유되어 있으나 사실 인도네시아산 침향은 2000년대 초반에 침향 분류 항목에 편입된 다른 종류의 침향나무로 그 가격이 저렴한 이유로 국내에서 식품 원료로 승인받아 유통 중이나 많은 전문가는 오리지널 침향도 아니며, 식용으로 복용하는 건 그 품질이 낮아 향불을 피우는 용도로만 사용하는 게 좋다고 의견을 피력하고 있습니다.

전 세계 침향을 크게 3종류로 구분한다면,
  · Aquilaria crasna: 베트남, 태국, 라오스, 캄보디아 오리지널 침향
  · Aquilaria sinensis: 중국산, 중국 해남도 침향 거의 멸종 단계
  · Aquilaria malaccensis: 인도네시아, 말레이시아 침향, 품질이 낮은 침향류

로 구분되며 이 책에서 논하는 천년의 향기, 신들의 나무, 세계 3대 향기인 침향은 인도차이나반도(베트남, 태국, 라오스, 캄보디아)의 침향, 특히 베트남산 침향과 침향오일을 지칭합니다.

침향, 침향오일 치료 사례

한의사 진료를 지난 30년간 해오면서 일반 한약이나 현대의학이 개발한 양약으로도 잘 치료가 안 되는 난치성 질병들이 많은 것을 경험합니다. 이런 이유로 천년의 향기, 신들의 나무, 황제들의 자양강장제인 침향과 침향오일을 베트남 정부의 정식 허가서를 받아 수입하여 다양한 질병 치료에 처방하고 있으며 수많은 치료 사례에 놀라움을 금치 못하고 있습니다.

다음의 치료 사례들은 서울 강남역에 위치한 〈청담인 한의원〉에서 직접 처방 또는 판매하여 얻은 사례들을 정리한 것입니다.

1. 〈불면증〉 50대 환자 A 씨 사례

갱년기와 경도의 우울증, 불안증을 동반한 불면증 환자 A 씨는 병원에서 처방한 졸피뎀 계열의 스틸록스 불면 약을 복용하면서 급격하게 우울증 증상이 악화하여 삶이 슬프고 힘겨우며 우울한 나날을 지내다 〈청담인 한의원〉에 내원.

진료 후 불면증 약인 졸피뎀 계열의 스틸록스 부작용으로 인한 우울증 악화, 자살 충동 증가로 판단하여 불면증 약을 중단하고, 심신 안정 및 수면 개선 효과가 뛰어난 〈100% 베트남산 침향오일〉을 처방하여 잠자기 1시간 전에 따뜻한 물 한 잔에 2방울을 타서 복용하게 하였습니다.

그로부터 1개월이 지나 재진을 한 결과 불면증 약을 중단하여도 잠이 들며 6시간 이상 수면이 가능해지고 마음은 원래 활달한 성격으로 되돌아와 환자와 환자의 남편이 매우 좋아했던 케이스입니다. 지금도 꾸준히 침향오일을 복용하면서 몸의 활력과 정신의 안정 상태가 유지되고 있습니다.

2. 〈우울증〉 60대 환자 B 씨 사례

사업 실패와 대인관계에 의한 우울증으로 힘든 B 씨는 신경정신과에서 전 세계에서 아스피린만큼 많이 처방된다는 프로작을 처방받아 복용중이었습니다. 그러나 마음의 병인 우울증 증상은 잘 개선되지 않으면서 가족들이 프로작의 부작용이 자살 충동 증가라는 사실을 알게 되어 복용 중단을 권유하여 〈청담인 한의원〉에 내원하였습니다.

심신 안정과 항우울, 기력증진 효과의 베트남산 100% 침향오일과 명품 침향환인 진침향을 복용하고 베트남산 개미 침향으로 만든 침향 팔찌를 착용하면서 항우울제인 프로작 복용을 중단하고 심신이 안정되고 다시 활력을 되찾게 되어 현재는 다른 사업에 몰두하면서 건강한 삶을 누리고 있습니다.

3. 〈전립선 비대증〉 70대 환자 C 씨 사례

전립선 비대증으로 야간뇨 여러 번, 빈뇨, 잔뇨감에 힘들어하던 C 씨는 양약을 오랜 기간 복용해도 여전히 다양한 소변 증상으로 힘들어 〈청담인 한의원〉에 내원, 전립선 비대증에 효과적인 전립선 봉침 치료, 전립선마사지기 〈위너포맨〉 사용 그리고 특허받은 남성 봉독 크림 〈위너크림〉, 〈BVX 크림〉을 바르면서 야간뇨 횟수가 줄어들고 소변이 시원해지면서 잔뇨감이 개선되었습니다. 그러나 아직도 성욕이 왕성한 C 씨는 전립선 비대증 증상 개선뿐만 아니라 발기력 강화와 정력 개선을 희망하여 위에 언급한 치료 외에 황제들의 자양강장제였던 침향오일과 프리미엄 침향환 진침향 복용을 권유하여 현재는 50대와 비슷한 왕성한 성생활까지 가능해졌습니다.

4. 〈신 부전증〉 40대 환자 D 씨 사례

40대 직장인인 D 씨는 오래전부터 신장 기능 저하로 현재는 4단계 신부전증으로 투병하고 있습니다. 4단계 신부전증은 신장 기능이 15~29% 정도 남아 있어 신장 투석이나 이식을 준비해야 하는 단계로 말기 신부전증 바로 전 단계입니다.

환자는 전신의 가려움증, 소양감으로 밤에 잠을 여러 번 깨면서 삶의 질이 떨어지고 만성 피로를 호소하며, 야간뇨 증상이 새벽 2시경 나타나 하루 종일 피로를 호소하는 환자입니다.

신장 기능 저하와 신부전증 4단계의 경우 양약이나 일반 한약 투여는 상당히 조심스러운 단계이기에 베트남산 100% 침향오일을 처방하여 하루 두 번 복용을 티칭하였습니다.

1개월 침향오일 복용 후 크레아틴 수치가 132=〉130으로 떨어졌으며, 전신 가려움증 증상이 약간 개선되고 야간뇨 증상도 개선을 보여 꾸준한 침향오일 복용을 권장하였습니다.

침향과 침향오일은 예전부터 신장 기능 개선의 명약으로 전해져 내려오며, 100% 식물성 기름 성분이기에 신장과 간에 부담을 주지 않는 장점이 있기 때문입니다.

5. 〈만성 피로〉 50대 유명 경제 유튜버 E 씨 사례

구독자 25만 명의 유명 경제 유튜버는 매일 새벽 1시에 기상하여 아침 6시 30분, 오후 1시, 오후 5시 하루 3차례 생방송을 진행하는 슈퍼맨이었습니다. 그러나 이러한 생활이 2년을 넘어가면서 만성 피로를 호소하면서 〈청담인 한의원〉에 내원하였으며, 프리미엄 침향환인 〈진침향〉을 주 3회 이상 복용하면서 현재도 활력 넘치게 하루 3번의 생방송을 이어나가고 있습니다.

프리미엄 침향환인 〈진침향〉에는 베트남산 크라스나 품종의 침향 분말, 러시아산 녹용, 국산 홍삼, 백복령, 숙지황, 산수유 꿀로 만들어진 기력증진, 자양 강장의 명품입니다.

6. 〈기관지 천식, 만성 폐쇄성 폐질환〉 70대 환자 F 씨 사례

천식은 만성 기관지 염증에 의해 기관지가 지속적으로 좁아져 기침, 가래, 호흡곤란을 유발하는 질병이며, 만성 폐쇄성 폐질환은 오랜 기간 흡연을 했던 환자가 나이가 들면서 숨이 차고 기침, 가래, 호흡곤란을 유발하는 질병입니다. 70대 환자 F 씨는 이 2가지 질병을 모두 유병하고 있으며 현대의학적 치료를 통해 잘 개선이 안 되는 상태로 〈청담인 한의원〉에 내원하여 치료 한약, 침향오일 복용, 프리미엄 침향환인 〈진침향〉 복용을 시작하여 현재 6개월째 꾸준히 치료받고 있으며 처음 내원 시보다 약 40% 정도의 증상이 개선되어 훨씬 편한 삶을 영위하고 있습니다. 천년의 향기 〈침향〉과 〈침향오일〉은 수승화강의 대표적인 한약재이며 위로 뜨는 기운을 아래로 내리면서 폐와 신장의 기운을 강화하여 기관지 허약증, 천식, 만성 폐쇄성 폐질환에도 탁월한 효과를 발휘합니다.

7. 〈고혈압, 고지혈증〉 50대 환자 G 씨 사례

많은 여성이 40대까지는 저혈압, 이상 없는 혈액검사를 경험하지만, 갱년기와 폐경 이후에는 여성호르몬과 유전적 요인에 의하여 심혈관 질환을 겪게 됩니다.

고지혈증은 대부분 유전적 요인이 강하게 작용하여 식생활이나 비만 여부와는 크게 관계없이 한 번 이상이 발생하면 평생 고지혈증약을 복용해야 하며 다만 중성지방의 경우엔 식이요법, 다이어트, 식물성 오메가3, 침향오일 복용 등의 노력으로 조절이 가능합니다.

위 여성 환자의 경우 심혈관 질환에 관한 가족력과 유전력이 있으며, 폐경 이후에 급격하게 혈압과 고지혈 문제가 발생하여 양약을 복용 중이나 몸에 여러 가지 혈액순환 관련된 증상들이 발생하고 불편을 호소하면서 〈청담인 한의원〉에 내원하여, 양약을 지속적으로 복용하면서 콜레스테롤과 중성지방 수치는 내리며 혈관 탄력성을 개선하는 침향오일, 치료 한약을 처방하여 6개월간 복용하였습니다. 그 결과 여러 군데에서 발생하던 혈액순환 장애와 관련된 증상들이 개선되었으며 중성지방 수치도 정상 부근까지 감소하여 지금은 건강을 유지하고 있습니다.

8. ⟨심근경색, 심장 스턴트 수술 환자⟩ 60대 H 씨 사례

2010년에 비하여 50% 이상 심근경색 환자 수가 증가하였습니다. 심근경색이란 심장에 혈액을 공급하는 혈관이 좁아지거나 막혀 발생하며 급성 심근경색은 심장마비에 이르기도 합니다.

60대 H 씨는 2번의 심근경색 경험으로 심장에 2개의 스턴트 수술을 진행한 환자로서 고혈압약과 고지혈증약을 복용 중이나, 여전히 심장마비에 대한 불안을 호소하면서 ⟨청담인 한의원⟩에 내원하였습니다.

심근경색을 유발하는 고콜레스테롤 혈증과 혈전은 대부분 유전적인 요인과 가족력이 중요하며 현재 고지혈증약을 복용하고 있지만 여전히 콜레스테롤 수치가 높은 상태라 콜레스테롤, 중성지방 수치를 내리는 효과와 더불어 막힌 혈관을 뚫어주는 효과가 뛰어난 침향을 가미한 치료 한약과 더불어 베트남산 100% A등급 침향오일을 처방하여 매일 2번 복용을 티칭하였습니다.

3개월 치료 후에 가슴이 답답한 증상과 조이는 증상이 현저하게 개선되었으며 걷기 운동 시 숨이 차는 증상도 개선되고 몸이 가벼워지고 심장마비에 대한 불안증이 개선되어 한약은 줄이면서 침향오일을 차처럼 복용하는 방식은 꾸준히 지속하라고 안내해 드리며 추적관찰 중입니다.

9. 〈손가락, 손바닥, 손목 저림〉 80대 I 환자 사례

　퇴행성 관절로 고생하는 80대 환자 I 씨는 손가락, 손바닥, 손목 저림 증상으로 〈청담인 한의원〉에 내원하여 침 치료, 봉침 치료를 시술받아 증상의 70% 정도는 개선이 되었으나 여전히 약간의 저림 증상이 남아 생활에 신경이 늘 쓰이는 정도였습니다.

　품질 좋은 침향과 베트남산 크라스나 품종 침향에 관심을 표하셔서 베트남에서 직수입한 자연산 침향, 개미 침향으로 만든 침향 팔찌를 구입 권유, 하루 종일 개미 침향 팔찌를 착용하면서 손 저림 증상이 개선되고 사라져 지금도 매일 개미 침향으로 만든 침향 팔찌를 착용하고 생활하신다고 합니다.

　좋은 침향은 집안에 간직하거나 몸에 장신구로 착용하면 집안과 몸의 나쁜 기운을 몰아내고 좋은 운을 가져온다는 기록들이 동서양을 막론하고 전해져 내려옵니다.

10. 〈ADHD, 조현병 초기〉 10대 J 환자 사례

　ADHD(주의력 결핍 과잉행동 장애)는 주로 유아기와 청소년기에 많이 발생하는 질병으로 뇌신경 전달물질인 도파민의 과다분비를 원인으로 파악하고 있으며, 조현병은 오래전에는 정신분열증이라 하여 정신질환의 가장 악화된 상태를 의미합니다.

　유아기부터 유난히 주의력이 부족하여 부산하였던 J 환자는 고등학생이 되면서 조현병 초기 증상까지 발생하여 신경정신과 약을 오랜 기간 복용 중이나 증상이 잘 개선되지 않아 〈청담인 한의원〉에 내원하였으며, 일반 한약으로는 치료가 부족하다고 판단하여 심신 안정의 최고의 명약인 침향으로 만들어진 엑기스 100% 침향오일을 처방하였습니다.

하루 3번 아침, 점심, 저녁 식후에 따뜻한 물 한 잔에 침향오일 한 방울을 타서 복용하는 방식으로 6개월째 처방하고 있으며 현재는 주의력이 개선되고 과잉행동이 안정화되면서 헛소리와 헛것을 보고 표현하는 조현병 초기증상도 사라져 학생도, 부모님도 매우 만족하는 상태를 유지하고 있으며 향후도 꾸준한 침향오일 복용을 권장하였습니다.

또한 자연산 침향은 개미 침향으로 만든 침향 장신구를 늘 착용하게 하였으며 잠을 잘 때 베개에 침향오일을 한 방을 떨어뜨려 자는 동안에도 심신을 안정시키는 천년의 향기, 침향오일의 향기를 느끼게 하였습니다.

11. 〈혈관성 치매, 알츠하이머 치매〉 70대 K 환자 사례

혈관성 치매는 뇌졸중 후 발생하는 치매 증상이며, 알츠하이머 치매는 유전적, 환경적 영향으로 뇌 신경세포가 죽어가는 퇴행성 질환입니다.

〈청담인 한의원〉에 내원한 70대 환자 K 씨는 10년 전 뇌졸중으로 인하여 몇 년 전부터 혈관성 치매 진단을 받아 양약을 복용하던 중 최근에는 알츠하이머 치매 초기 진단까지 받은 환자로 본인과 가족들의 불안감이 극에 달한 상태였습니다.

침향과 침향오일은 뇌신경을 활성화하여 치매를 예방하고 치료하는 효과가 있습니다.

환자와 가족들에게 상세히 설명한 후 기력 증진을 위해 프리미엄 침향환 〈진침향〉과 더불어 100% A등급 침향오일을 하루 3번 식후에 따뜻한 물 한 잔에 한 방울을 타서 복용하게 처방하였습니다.

6개월 동안 꾸준히 진침향과 침향오일을 복용한 현재 혈관성 치매로 인한 여러 가지 증상은 현저하게 호전되었으며, 알츠하이머 치매 초기증상은 초기 상태를 유지하는 상태로 파악되어 향후도 꾸준하게 침향오일을 복용하라고 안내해 드리고 있습니다.

12. 〈간암 3기〉 60대 L 환자 사례

50대에 간암을 진단받아 간색전술을 시행하였으나 계속해서 재발하고 있는 간암 환자 L 씨.

대학병원의 치료와 수술만으로는 불안하여 주위의 권유로 〈청담인 한의원〉에 내원하였습니다.

〈청담인 한의원〉에서는 오래전부터 항암효과가 뛰어난 법제 운모가루를 캡슐로 처방해 오고 있습니다. 국제 SCI 저널에 수록된 국내 유명 의과대학의 논문에 의하면 법제 운모가루는 NK세포 활성도를 증가시키고 암 종양의 크기를 줄이며, 암세포를 파괴하고 신생혈관 생성을 억제하면서 세포독성이 없다고 발표되었습니다.

법제 운모가루는 한의사만 처방이 가능한 전문 한의약품으로 식약처의 허가를 받은 한약입니다. 그동안 많은 암 환자들에게 처방해 보고 있으며 최근에는 100% 베트남산 A등급 침향오일을 병행 처방하고 있습니다. 그 이유는 침향오일의 항암효과가 전 세계적으로 논문으로 발표되었으며 무엇보다도 침향오일의 심신 안정, 기력증진 효과가 암 종양과 싸우는 환자에게 가장 큰 효과를 발휘하기 때문입니다.

현재 60대 간암 3기 환자 L 씨는 8개월째 법제 운모가루와 100% 침향오일을 복용 중이며 1년 전 수술한 색전술 효과가 유지되어 계속해서 희망을 품고 추적관찰 중입니다.

4기 판정을 받은 암 환자들에게도 법제 운모가루와 100% 침향오일을 처방하고 있으나 4기의 경우엔 현대의학이나 한의학이나 호전이나 완치는 불가능하기에 환자 삶의 질 개선과 수명 연장을 목적으로 처방하고 있습니다. 그러나 1, 2, 3기 암의 경우에는 현대의학의 발전과 수술요법, 항암치료, 방사선 치료 효과와 더불어 한의학의 법제 운모, 100% 침향오일 등을 병행 시 호전 및 완치도 가능한 수준입니다.

13. 〈산후풍, 종아리 통증, 근육경련〉 60대 여성 N 환자 사례

평소에 발과 발가락 시림 등 오래된 산후풍으로 고생하던 N 씨는 작년부터 허벅지, 종아리 통증과 쥐가 나는 증상으로 밤잠을 설치고 있습니다. 수개월 전 베트남으로 패키지여행을 가서 설명을 들었던 침향오일 제품인 〈아가로얄〉을 3개월분 구입하여 한국에서 복용, 여러 가지 증상이 호전되어 계속 복용을 원하였으나 한국에서는 구입이 어렵고 수백만 원 이상의 고가라 〈청담인 한의원〉에 내원하였습니다.

베트남산 크라스나 품종 침향 100% A등급의 침향오일을 3개월분 처방하여 하루 한 번 저녁 식사 후 따뜻한 물 한 잔에 침향오일 한 방울을 타서 섭취하는 방식으로 3개월 복용 후 카톡으로 저에게 알려온 후기는 발과 발가락 시림 증상이 사라졌으며 최근에는 허벅지, 종아리 통증과 근육경련, 쥐가 나는 증상이 개선되어 잠을 푹 주무시고 삶의 질이 개선되었다고 감사의 후기를 직접 전해주셨습니다.

침향과 침향오일은 산후풍, 근육 통증, 근육경련, 혈액순환 장애로 발생하는 쥐가 나는 증상에도 명약인 것 같습니다.

침향오일 제품은 현재 동남아 등 해외 현지에서도 연질캡슐 형태로 판매 중이나, 계속해서 한국에서 복용을 원하시거나 미처 해외에서 구입하지 못하신 분들은 언제든 〈청담인 한의원〉과 상의하시면 100% A등급 침향오일을 구입하여 복용하실 수 있습니다.

14. 〈발기부전, 발기력 저하〉 50대 남성 M 환자 사례

발기부전치료제인 비아그라 판매 이후로 많은 남성들이 이 약의 효과에 도움을 받고 있습니다. 그러나 10명 중 2~3명은 발기부전치료제를 복용하여도 효과가 없다는 사실을 아시는 분들은 그리 많지 않습니다.

비아그라, 시알리스를 복용해도 발기가 잘 안되거나 발기부전인 남성들이 〈청담인 한의원〉 성기에 시술하는 봉침 치료를 받으러 내원하며, 성기 봉침 치료와 특허받은 남성 성기에 바르는 봉독 크림은 상당히 효과적입니다. 이에 더하여 황제들의 자양강장제로 알려진 베트남산 크라스나 품종 침향이 함유된 프리미엄 침향환 〈진침향〉을 복용하여 자신감 넘치는 강한 남성으로 개선된 50대 남성 N 씨는 오늘도 활기찬 성생활을 경험하고 있습니다.

오래전 황제들과 왕들은 황비와 많은 후궁을 그리고 후사를 많이 남기기 위해 무리한 성생활을 의무적으로 하였으며 당연히 부족한 정력과 발기력 문제를 해결하기 위하여 침향, 침향오일을 자양강장제로 많이 복용해 왔습니다.

이제 효과 좋은 베트남산 침향, 침향오일을 〈청담인 한의원〉에서 처방, 구입하여 복용하실 수 있습니다.

15. 〈불공을 드릴 때 자연산 침향 염주, 침향 향불을 이용하는〉 60대 주지 스님 사례

신들의 나무라고 불리는 침향은 불교, 천주교, 이슬람교 등 세계 중요 종교와도 밀접한 연관성이 있습니다. 특히 불교에서는 최고의 공양품으로 전해져 내려오는데 한국의 유명한 스님과 불자들은 좋은 침향으로 만든 염주와 침향 향불을 불공을 드릴 때 많이 사용합니다.

자연산 침향·개미 침향으로 만든 불교 108염주를 사용하여 불공을 드리면 은은한 침향의 향기가 뿜어져 나오면서 그 향기 덕분에 오랜 시간 불공을 드려도 피로하지 않고 정신 집중이 잘 됩니다. 서울에서 유명한 60대 주지 스님은 개인적인 인연으로 제가 부탁을 하여 베트남에서 자연산 침향인 개미 침향으로 만든 108염주를 구입하여 지금도 불공을 드릴 때 늘 사용 중이며, 당연히 100% A등급 침향오일을 이용하여 만든 침향오일 차를 드시고, 자연산 침향으로 향불을 피워 불공에 집중하고 계십니다.

16. 〈이명, 구안와사, 연하곤란〉 60대 환자 침향오일 치료 사례

60대 환자 O 씨는 몇 년 전 발생한 구안와사 후유증으로 눈이 다 감기지 않고 발음이 어려우며 좌측 안면마비 후유증으로 고생을 해오다 6개월 전부터 연하곤란 증상이 추가되어 식사를 하기 어려워 키 170에 체중이 42

킬로그램까지 감소하여 일상생활에 어려움을 겪고 있습니다.

또한 밤에 자려고 누우면 귀에서 매미 우는 소리가 들려 숙면도 힘든 한마디로 총체적 난국의 건강 상태로 청담인 한의원에 내원하였습니다.

얼굴에는 침 치료, 봉침 치료를 시술하면서 베트남산 100% 침향오일을 처방하여 하루 2번 따뜻한 물에 타서 복용을 티칭, 3개월이 경과한 현재 식사량이 조금씩 늘어나면서 체중도 2킬로그램 증가하는 호전 현상을 보이고 있습니다.

17. 〈당뇨, 혈액순환 장애, 쥐가 나고 근육경련, 상열감〉 40대 환자 치료 사례

40대 후반 사업가로 열심히 사회활동을 하던 P 씨는 당뇨병 진단 후 당뇨약을 복용 중이지만 잠을 잘 때나 낮시간에 쥐가 잘 나고 근육경련과 마비 증상으로 신경이 늘 쓰이며 긴장이나 스트레스를 받으면 얼굴이 벌게지는 상열감에 일상생활이 불편하여 청담인한의원에 내원.

베트남산 침향이 함유된 프리미엄 침향환 〈진침향〉 처방과 100% 침향오일 처방을 받아 3개월째 복용 중입니다.

얼굴이 벌게지고 두통이 발생하는 상열감이 사라졌으며 혈액순환이 개선되어 근육경련과 근육 통증이 호전되었으며 좋은 컨디션으로 열심히 사업체를 운영 중이며 꾸준하게 진침향과 침향오일을 복용하고 싶다고 하십니다.

이렇게 다양하고 뛰어난 효과를 발휘하는 천년의 향기, 신들의 나무가 바로 침향입니다.

제가 진료하는 서울 〈청담인 한의원〉과 침향 전문 기업인 주식회사 〈비 메디컬〉에서는 앞으로도 전문 한의약품인 침향을 처방하며, 건강식품으로 100% A등급 침향오일을 제품화하고, 복용하기 간편한 침향오일 연질캡슐 제품과 침향수를 이용한 피부질환 치료제 그리고 효과가 뛰어난 화장용품 개발 및 침향을 이용한 건강제품 개발을 약속드립니다.

불과 100여 년 전만 하더라도 황제, 왕, 왕비 등 최고위 왕족들만이 접하고 복용할 수 있었던 베트남산 오리지널 침향과 침향오일을 이제 정식으로 한국으로 수입해 와서 건강을 증진하고 질병을 예방하며 치료하고 싶은 많은 분에게 소개와 처방을 할 수 있게 되어 10개월간의 힘들었던 베트남 현지 연구 기간도 이제는 침향과의 만남을 이어나가는 좋은 인연이었다고 감사하게 생각하고 진료 중입니다.

침향의 나라 베트남에서
침향 책을 집필하다

    침향, 침향오일의 효능과 의학적 효과를 소개하는 책을 집필 중인 이곳 베트남 해발 1500미터 청정지역인 달랏은 지금 밖에 비가 내리고 있습니다.

    베트남 달랏의 숙소 서재에서 창밖을 보면 아름다운 하늘과 구름과 산들이 보이고 1년 내내 꽃들이 피어있는 아름다운 전경이 펼쳐집니다.

    흔히 침향은 인연이 닿는 사람들만이 만날 수 있다고 합니다. 제가 있는 베트남에서는 호랑이가 상처가 나면 침향나무를 찾아서 나무에 상처 부위를 문지르며 치유한다는 전설도 내려옵니다.

    침향을 처음 접하게 된 시기는 벌써 30여 년 전인 1994년 한의사 면허를 취득 후 서울 광화문에 위치한 고려한의원에서 부원장으로 근무하던 시절입니다. 그 당시에는 6년간 한의과대학에서 공부하고 졸업하였지만, 신참내기 한의사라 공진단을 직접 원장님이 만드실 때 침향을 갈아 넣으시는 모습을 보면서도 그저 수많은 한약재 중 하나라고만 생각하였습니다.

물론 그 후로 부천의 고려한의원, 경기도 일산의 서광한의원, 서울 청담동과 강남역에 위치한 〈청담인 한의원〉에서 진료와 치료를 해오면서 저 스스로 공진단을 처방하고 조제하면서 침향을 직접 접하였지만 그저 일반 한의사 선생님들과 비슷한 수준의 침향에 대한 지식뿐이었습니다.

그러나 2018년 주식회사 비메디컬을 설립하여 다양한 건강식품과 건강제품들을 연구, 개발하고 판매하는 과정에서 유명 건강식품 회사의 회장님께 직접 침향환 연구와 레시피를 제안받은 후부터 침향에 관한 연구를 본격적으로 하였으며, 2019년 직접 침향의 나라 베트남을 방문하여 침향 관계자들과 연구 미팅 그리고 코로나가 시작된 2020년 〈진침향〉이라는 건강 침향환을 개발하여 온라인과 경제 유튜브 〈정완진 TV〉에 소개하여 많은 관심과 사랑을 받고 있습니다.

드디어 2023년에 좋은 제안을 받고 다시 찾은 베트남에서 침향에 관한 연구를 다시 본격적으로 시작하게 되었고 현재까지도 서울과 베트남을 오가며 진료와 침향 연구를 진행 중이니 그야말로 침향과의 인연은 30년 넘게 이어져 내려오다 이제야 그 꽃을 피우는 느낌입니다.

충분한 시간을 가지고 베트남에서 거주하면서 베트남 침향협회 관계자들과의 만남과 베트남 침향협회가 공식 인정한 대규모 침향 농장과 침향 공장, 침향 회사를 직접 방문하여 눈으로, 입으로 확인할 수 있는 기회들은 정말로 감사를 드리고 있으며 '백문이 불여일견'이라는 한자어처럼 그동안 책으로만, 인터넷으로만, 한국으로 수입된 침향만 접해오다 직접 베트남 현지 침향 농장을 방문한 기억은 아직도 생생합니다.

베트남 침향 관계자들의 침향에 대한 애정과 열정 그리고 전통을 계승한다는 자부심, 좀 더 효능이 좋은 침향을 얻기 위한 노력을 현장에서 직접 보면서 존경심까지 느껴지기도 합니다.

아마도 수만 개의 한약재 중 침향만큼 오래된 역사와 스토리 그리고 전 세계 대표적인 종교들과의 연결점을 가지고 1년에 유통량이 10조 원가량 되는 천연물, 식물, 한약재는 없는 것 같습니다.

기독교, 가톨릭, 불교, 유교, 이슬람 종교의 경전이나 기록에 남아 있는 침향의 역사,

동양에서는 오래전부터 한의학의 영향으로 귀한 한약으로 전해져 내려오며, 중국 황실과 한국의 삼국시대, 고려시대, 조선시대의 많은 왕들을 치료했던 한약 및 자양강장제 침향,

수천 년의 역사를 자랑하는 향기요법, 아로마 테라피부터 현재는 세계 최고급 향수의 핵심 원료로 사용되는 침향, 중동 국가에서는 왕족과 귀족들부터 평민들까지 매일매일 몸에 바르는 향료 겸 오일 개념의 침향오일까지.

자연산 침향은 수억 원~ 수백억 원에 유통되며, 그 가치가 10원도 없는 가짜 침향까지 침향의 역사와 스토리는 그야말로 무궁무진합니다.

그동안 한국에서는 침향에 대한 서적들이 여러 권 출판이 되었으나 일반인들이 접하기에는 다소 전문적인 서적들이 많았으며 침향의 의학적인 한의학적인 효과와 효능 그리고 일반인들이 쉽게 접할 수 있는 내용들이 부

족한 것 같아 펜을 들게 되었습니다.

20대 한의과대학을 다니던 시절, 30대 석사학위와 박사학위를 받으면서 거칠 것 없던 열정 넘치는 임상 한의사 시절, 40대 한의과대학에서 교수로 학생들을 지도하던 시절이 지나가고 이제는 어느덧 저 자신의 건강과 부모님의 건강을 챙겨야 하는 50대 중반입니다.

저와 안사람은 물론 연로하신 부모님과 장모님 등 우리 가족의 건강에 많은 도움을 주는 침향, 침향오일 그리고 저 스스로의 경험을 통해 처방하는 다양한 침향 한약 처방 등을 〈청담인 한의원〉에서 다양한 환자들을 진료해 오면서 도움을 받고 있으며, 〈진침향 프리미엄〉, 〈위너아티소〉, 침향 원물, 침향잎 차, 안상원 침향오일 등을 처방하고 온라인으로 소개하면서 더 많은 분이 침향을 접하고 건강에 도움을 받게 하는 일도 이제 제가 가야 할 길이라 믿고 있습니다.

베트남에서 만나 좋은 인연을 이어오는 국립달랏대학교 한국어학과 푸엉 교수님 내외, 그리고 베트남 침향협회 소속 타오 대표님 부부 이외에도 저희 부부의 베트남 생활과 침향 연구에 많은 도움을 주셨던 분들에게 이 글을 통해서 깊은 감사의 마음을 전달합니다.

특히 베트남 호찌민 한인회 손인선 회장님과 임원분들, 베트남 침향 연구 선두기업인 아가로얄 GM의 여인권 회장님, 홍동규 대표님, GM 달랏 김광륜 대표님과 김희정 실장님 이하 임직원분들, 침향 홍보관 최상락 관장님과 에바 사모님, 베트남으로 안내해 준 고등학교 친구 이만규 이사님께 감사의 인사를 드립니다.

마지막으로 신들의 나무, 천년의 향기라는 침향과의 인연은 마치 광활한 우주에서 별이 되는 찰나의 순간이었고 그 인연과 순간들을 저의 동반자 김민채와 함께할 수 있었음은 저에겐 큰 기쁨이었습니다.

2024년 7월 베트남 달랏의 서재와
서울 청담인 한의원 진료실을 오가며,
한의학박사 안상원 A&D

에필로그

　24년 7월에 책의 초고를 완성하고,10월에 한국으로 귀국하여 다시 강남 역〈청담인 한의원〉에서 진료를 시작하면서 바쁜 나날들이 지나다 보니 책 수정과 마무리는 해를 넘겨 25년 1월에야 마감을 하게 되었습니다.

　덥고 습한 동남아 베트남의 날씨,오토바이들의 매연, 한국인의 입맛과 다른 현지 음식들, 언어소통의 문제들, 문화의 차이 등을 경험하면서 베트남 에서 연구생활을 했던 시절도 벌써 1년 전입니다.

　현재와 하루 하루의 삶이 힘들고 고통스럽게 느껴지지만, 지나간 세월은 대부분 좋은 시절과 추억으로 기억되니 오늘도 행복한 날인 것 같습니다.

　안사람과 함께한 베트남에서의 10개월 동안의 연구생활도 그러합니다.

　베트남에서 어렵게 직수입한 침향, 100 % 침향오일이〈진침향〉,〈위너아 티소〉, 그리고〈안상원 침향오일〉로 제품화되어 처방, 판매되고 있으며 많 은 환자분들이 구입, 복용하시면서 좋은 효과를 체험하는 경험을 보면서 힘들게만 느껴졌던 침향의 나라 베트남에서의 연구기간도 이제는 뜻깊은 추억이 되었습니다.

　심장 스턴트 수술과 고지혈증, 고혈압, 당뇨약을 복용 중인 남성 환자분,

　베트남 여행을 다녀오신 후 100 % 침향오일을 구입하러 오신 주지스님,

불면증과 불안증으로 힘든 시간을 보내고 계신 여성 환자분,

갱년기와 화병, 상열감, 혈액순환 장애로 고통받는 여성 환자분,

전립선비대증과 기력저하로 힘들어하는 어르신 환자분,

베트남과 동남아, 중국 여행 시 접했던 침향오일을 직접 구입하러 내원한 부부

그리고 췌장암 수술과 항암치료 후 암 재발방지를 위해 현재도 제가 수입한 베트남산 100% 침향오일을 복용하고 계신 제 아버님.

저와 인연이 되시는 모든 분들에게 천년의 향기, 신들의 나무 침향과 침향의 엑기스, 농축액, 원액인 100% 베트남산 침향오일이 앞으로의 건강과 행복한 삶에 도움이 되었으면 하는 바람입니다.

자연의 향기를 느끼시고,신들의 나무인 침향의 원액인 100% 침향오일을 복용하시면서 예수님, 부처님, 기독교, 천주교, 불교, 유교, 도교 등 전 세계 성인과 종교들 그리고 수천 년의 역사 속에서 전해져 내려오는 천년의 향기 베트남산 침향과 100% 침향오일을 한국에 소개할 수 있어 큰 영광입니다.

침향과 침향오일이 만병통치약은 될 수 없으나 현대의학적인 한계를 극복할 수 있는 자연의 선물임은 분명합니다.

인연으로 연결되어 제가 소개하고 수입한 베트남산 침향, 침향오일을 복용하시고 지금 이 책을 접하신 모든 분들의 건강에 미력이나마 도움이 되길 기원드립니다.

마지막으로 지난 10여 년간 매일경제TV와 경제유튜브 〈정완진TV〉에

서 함께하면서 서로를 응원하고 있는 정완진 박사님과 최소영 작가님에게도 감사의 마음을 전합니다.

2025.1 서울 강남역 〈청담인 한의원〉 진료실에서

한의학박사 안상원. A&D

천년의 향기
침향,
침향오일이
주목받는 이유

다양한 현대 질환 치료 사례

초판인쇄 2024년 3월 7일
초판발행 2024년 3월 7일

지은이 안상원
펴낸이 채종준
펴낸곳 한국학술정보(주)
주 소 경기도 파주시 회동길 230(문발동)
전 화 031-908-3181(대표)
팩 스 031-908-3189
홈페이지 http://ebook.kstudy.com
E-mail 출판사업부 publish@kstudy.com
등 록 제일산-115호(2000. 6. 19)

ISBN 979-11-7318-174-0 13510

이담북스는 한국학술정보(주)의 학술/학습도서 출판 브랜드입니다.
이 시대 꼭 필요한 것만 담아 독자와 함께 공유한다는 의미를 나타냈습니다.
다양한 분야 전문가의 지식과 경험을 고스란히 전해 배움의 즐거움을 선물하는 책을 만들고자 합니다.